基层医院静脉输液治疗
理论与技术指引

U0380048

东南大学出版社
SOUTHEAST UNIVERSITY PRESS

·南京·

图书在版编目（ＣＩＰ）数据

基层医院静脉输液治疗理论与技术指引 / 曹岳蓉，杨靖
华主编. — 南京：东南大学出版社，2018.5
ISBN 978-7-5641-7767-6

Ⅰ. ①基… Ⅱ. ①曹… ②杨… Ⅲ. ①静脉注射－输
液疗法 Ⅳ. ①R457.2

中国版本图书馆CIP数据核字(2018)第088757号

基层医院静脉输液治疗理论与技术指引

出版发行	东南大学出版社
社　　址	南京市玄武区四牌楼 2 号（邮编：210096）
出 版 人	江建中
责任编辑	张　慧
经　　销	全国各地新华书店
印　　刷	徐州绪权印刷有限公司
开　　本	700mm×1000mm　1/16
印　　张	10.75
字　　数	180 千字
版　　次	2018 年 5 月第 1 版
印　　次	2018 年 5 月第 1 次印刷
印　　数	1~3000 册
书　　号	ISBN 978-7-5641-7767-6
定　　价	50.00 元

东大版图书若有印装质量问题，请直接与营销部联系。电话（传真）：025-83791830

编者名单

主　　编：曹岳蓉　杨靖华

主　　审：傅　荣　杨益群

编　　委：（按姓氏笔画排序）

卢　玲　　许敏菊　　季丽军　　何丽娟　　苏春燕　　杨益群

杨京红　　杨靖华　　周维华　　顾菊凤　　曹岳蓉　　黄　君

编写人员：（按姓氏笔画排序）

卢　玲　　刘谆谆　　许敏菊　　季丽军　　何红亚　　何丽娟

苏春燕　　杨益群　　杨京红　　杨靖华　　陈丽娟　　陈　英

陈　烨　　周维华　　赵丽花　　赵　茹　　顾菊凤　　曹岳蓉

曹建亚　　曹　芳　　黄　君　　蒋彩华　　张海英

顾　　问：李　浩　李正刚

序

　　静脉输液治疗是临床治疗最常用、最直接有效的方法之一。随着医学技术的日新月异及护理专业内涵的不断深化，静脉输液已由一项单一的技术操作发展成为涉及多学科知识与实践的专业领域。高新输液技术理论和工具设备不断渗透的同时，输液风险亦随之增加，静脉输液治疗的科学性、有效性、安全性受到广大医护人员的重视。面对新技术、新理念及医患安全的挑战，如何根据患者病情、药物性质选择合适的静脉输液途径和工具，如何让多种治疗方案在静脉治疗中得到最优化的应用，这些问题对静脉输液治疗护理人员提出了更高的要求。因此，基层临床护理人员亟须一本实用、科学、系统的《静脉治疗理论与技术指引》来落实静脉治疗各项护理实践，规范操作规程，保障医患双方安全，为患者提供专业、高效、优质的静脉治疗护理。

　　在深化医改及优质护理服务内涵的引领下，护理范畴向纵深推进，护理服务向基层医疗卫生机构延伸，由江阴市护理质控中心编写的《基层医院静脉输液治疗理论与技术指引》能进一步保障基层医院及社区输液安全，是提升基层医疗机构静脉治疗护理质量的一本实用性指导用书。《基层医院静脉输液治疗理论与技术指引》编写主要参考了行业标准 WS/T 433-2013《静脉治疗护理技术操作规范》、王建荣主编的《输液治疗护理实践指南与实施细则》及最新的《输液治疗实践标准（2016 年修订版）》等静疗著作和指南，确保充分循证证据。

　　本书在结构上分为理论篇和操作篇，内容涵盖了静脉输液治疗涉及的医学药学知识、输液治疗基本规范、输液治疗常见并发症预防及处理、静脉通路的评估与建立、输液治疗中的感染控制与职业防护、患者教育、护理记录等范畴，各项操作遵循评估、准备、过程、评价的护理程序，使理论知识与临床实践紧密结合，充分体现临床护理工作思维的逻辑性。

　　《基层医院静脉输液治疗理论与技术指引》同时明确了静脉治疗不同操作护

理人员的资质标准及输液质量安全管理等内容，不仅对基层医疗机构一线护理人员静脉治疗护理工作起到规范、指导作用，同时对护理管理者也具有较强的参考价值。

2018.3

前　言

　　《基层医院静脉输液治疗理论与技术指引》是由江阴市护理质控中心组织编写的，是江阴市静脉治疗护理质量促进项目的主要内容之一，本书的编写在于规范基层医疗单位护理人员静脉输液治疗各项操作，转变护理人员的输液理念，提升基层医疗单位静疗护理质量。

　　随着静脉输液途径和穿刺工具的不断革新，护理人员亟须一本贴近临床、科学实用的专业工具书来指导静疗工作，保障患者和护士安全。2015年5月，江阴市护理质控中心以开展静脉治疗护理质量促进项目为抓手组织编写《基层医院静脉输液治疗理论与技术指引》。

　　江阴市护理质控中心本着为临床提供全面、规范的输液标准，为患者提供专业、同质、优质的静疗护理为愿景，特邀请省内外静疗护理专家讲解静疗护理最新进展以及对《基层医院静脉输液治疗理论与技术指引》每一部分内容进行循证与探讨。编写内容包括第一部分理论指引：医学药学知识、输液治疗基本规范、输液治疗常见并发症预防及处理等；第二部分操作指引：输液治疗涉及各项操作及流程的实践篇两大部分。内容涵盖了静脉通路的评估与建立、输液治疗中的感染控制与职业防护、患者教育、护理记录等静疗护理相关的所有范畴，静脉治疗各项操作遵循评估、准备、过程、评价的护理程序来编写，符合临床工作思路与流程。

　　本书的编写与完善历时三年时间，参阅了大量文献，经过数次的讨论与修改，融入了江苏省众多静疗护理专家的心血与智慧，在此谨向江阴市人民医院各位编者，江苏省傅荣、杨益群、杨京红等各位静疗护理专家和江阴市卫计委医政科领导给予的支持、帮助和指导，表示诚挚的感谢！

　　由于医学科学发展日新月异，编者水平有限，本书经过多次修改审核，不免存在错误和疏漏，敬请护理同仁给予批评指正。

江阴市卫生和计划生育委员会医政科

江阴市护理质控中心

目 录

第一部分 输液治疗理论指引

第二章　输液治疗相关医学基础理论

第二部分　实践操作指引

第一章　输液治疗操作评价标准

参考文献

第 ① 部分 输液治疗理论指引

第一章 绪 论

第一节 输液治疗技术发展简史

输液治疗是将各种药物、液体包括血液注入血液循环、骨髓等腔隙的治疗方法。输液治疗以静脉输液治疗为主。静脉输液治疗是一种临床普遍应用的治疗方式，它不仅限于在医院内使用，在诊所、家庭也可选用。

一、输液目的

静脉输液治疗主要用于纠正水、电解质紊乱，维持酸碱平衡，抗感染治疗，营养支持，抗肿瘤治疗，全血和血液成分的输注，其他静脉药物的应用等。

二、发展简史

1. 1628 年，英国医生哈维发现了血液循环，认识到血液的运输作用，从而奠定了静脉输液治疗的基础。

2. 1832 年，苏格兰霍乱流行，英格兰医师托马斯试着把煮沸的盐水注入病人的血管，使药液直接进入人体静脉参与血液循环治疗疾病，这个方法效果明显。托马斯医师被认为是第一位成功进行静脉输液治疗的医师。

3. 1914 年，Henriques 和 Anderson 首次将水解蛋白通过静脉输给了动物，这是今天广泛采用的静脉营养的开端。

4. 1967 年，首例在人的机体上进行高价静脉营养治疗的尝试是在美国费城

（Philadelphia）的儿童医院进行的。

5. 1976 年，完全静脉外营养成分的脂肪乳剂开始出现。

6. 1986 年，PICC Lines（外周静脉穿刺的中心置管）开始由护士进行操作。

7. 20 世纪 60 年代是静脉输液治疗迅速发展的时代，有超过 200 种的静脉输注液体，静脉输液给药的方式也开始多样化。

第二节　输液工具的发展与种类

随着医疗水平的提高，临床药物的不断研发，输液工具与输液附加装置日新月异，产品性能不断优化。

一、输液工具的发展

（一）血管通路器材的发展

1. 1656 年，英国医生克里斯朵夫和罗伯特用羽毛管针头和动物膀胱作为输液用具将药物注入狗的静脉内，是历史上首次将药物注入血液循环的医疗行为。

2. 1929 年，一位德国医生福斯曼（Forssman）在病人肘部麻醉后，通过穿刺针将一条 4F 的导尿管放置在靠近心脏附近的上腔静脉，导管末端位置最终通过 X 线进行定位。他的这项试验使他成为历史上第一个使用经外周插入中心静脉导管的人。

3. 1945 年，塑料导管面世，这种导管需要通过刺入血管的金属针头引导置入。

4. 1949 年，Duffy 是首个将聚乙烯（Polyethylene）应用于股静脉、肘窝静脉、颈外静脉的人。

5. 1957 年，发明了头皮针。同年，Dudrick 采用锁骨下静脉途径将高浓度右旋糖酐和蛋白质溶液输入人体，避免了溶液的高渗而引起的副作用。当初设计的 Broviac 导管（隧道式导管）仅供儿童使用，不久又发明了供成人使用的导管，称为 Hickman 导管。

6. 1964 年，第一代留置针正式应用于临床，并逐渐广泛使用。

7. 20 世纪 80 年代，出现了各式各样的中心静脉导管，完全植入式输液港得到研发。

为实现多种治疗同时进行，使病人免除多次穿刺的痛苦和不便，外周导管由单腔发展有了双腔、三腔外周导管，中心导管也有了单腔和多腔设计。

（二）输液包装容器的发展

为提高输液的安全性，输液包装容器经历了三次重大演变。20 世纪 20～30 年代，采用开放式输液器具；30～50 年代，采用玻璃瓶、塑料瓶为代表的半开放式输液器具；50 年代末，密闭式输液器具问世。

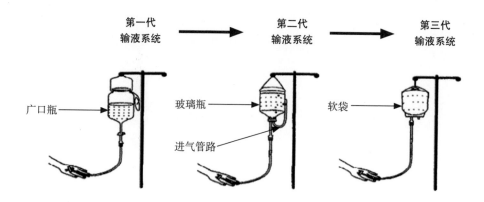

（三）输液附加装置的发展

1. 1943 年，首次使用了滤器滤除纤维蛋白以防止输血时血液凝固。滤器可将输入液体中的微粒、空气、内毒素及病毒去除。

2. 1972 年，输液速度调节装置的出现使输液速度得到准确控制。电子输液装置的研发使给药速度更精确，如输液泵和微量注射泵，这些装置可消除外力和人体内压对输液流速的影响。目前临床使用的精量输液器直接对输液速度有较准确的调节。

3. 移动式输液装置，如时辰化疗泵可供在医院之外进行连续或间断输液。病人自控麻醉泵的出现使病人能根据自己的需要来控制疼痛。这些可移动式设备可使病人得到最大限度的治疗以维持生命，使许多病人的生命质量得到了改善。

二、输液工具的种类

（一）血管通路器材的种类

1. 头皮钢针：1957 年问世，材质为不锈钢，型号有 4.5、5.5、7、9 号，主要用于单次输液或采血。

2. 外周静脉短导管：也称外周静脉留置针，1964 年应用于临床。导管长度≤ 7.5 cm，管径范围从 12G 到 24G，材质有特氟龙、聚亚氨酯、聚乙烯或聚氯乙烯等，种类从开放式发展到封闭式，从普通型到安全型。短导管的优点：操作简单、导管柔软，对血管刺激小，可减少外渗和穿刺次数，减轻护士的工作量，可根据输入的途径或病人的情况来选择使用短导管。

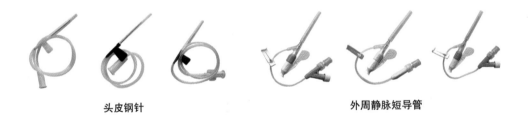

头皮钢针　　　　　　　　　　　　外周静脉短导管

表 1-1　外周静脉短导管的型号、流速及临床用途

国际型号	国内型号	参考流速	临床用途
18 G	12#	76 ml/min	快速、大量输液，手术，急救，输血
20 G	9#	50 ml/min	手术、急救、输血、成人输液
22 G	7#	33 ml/min	成人输液、小儿输血
24 G	5.5#	22 ml/min	小儿输液、老年人、血液病人

3. 外周静脉中等长度导管：导管长度介于 7.5 ~ 20 cm。

4. 中心静脉导管

（1）经外周静脉置入中心静脉导管（PICC）：材质有硅胶、聚氨酯（耐高压）等。导管有头端修剪和尾端修剪，根据管腔数量分为单腔、双腔、三腔导管，以及无瓣膜式或有瓣膜式导管。PICC 能减少反复穿刺带来的痛苦，避免刺激性药物引起的静疗相关并发症，保护患者血管，留置时间可长达 1 年。由护士穿刺操作。

（2）中心静脉导管（CVC）：材质有聚氨酯及聚乙烯。导管分单腔、双腔、三腔导管。

（3）植入式输液港（PORT）：是完全植入皮下的密闭式输液系统。材质有硅胶、聚氨酯（耐高压）等，分导管头端无瓣膜式或有瓣膜式两类，使用时需特殊的无损伤针刺入。

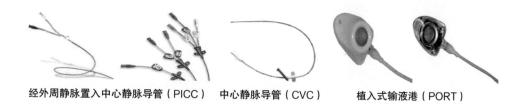

经外周静脉置入中心静脉导管（PICC）　　中心静脉导管（CVC）　　植入式输液港（PORT）

（二）输液附加装置的种类

1. 过滤器：过滤液体中的输液微粒。输血器过滤孔径为 $170\,\mu m$，输液排气管的过滤孔径为 $20\,\mu m$，普通输液器的过滤孔径为 $15 \sim 20\,\mu m$，精密输液器的过滤孔径有 $5\,\mu m$、$2\,\mu m$、$1\,\mu m$ 不等。根据使用目的的不同，选用孔径大小不同的过滤器。

2. 输液接头：用来连接穿刺工具和输液器。

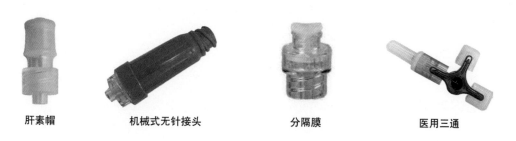

肝素帽　　　　　机械式无针接头　　　　　分隔膜　　　　　医用三通

3. 输液速度调节装置。

（1）输液泵：通常是机械或电子的控制装置，它通过作用于输液导管达到控制输液速度的目的，保证药物能够速度均匀、药量准确地输入体内。输液泵多应用于血管活性药物、抗心律失常药物、抗血栓药物、抗肿瘤药物以及急诊抢救药物、婴幼儿静脉输液或静脉麻醉等。特别适用于半衰期短，对血液、血压、心脏、脑神经等有影响的药物。

（2）微量注射泵：是一种可分道分速控制的定容型泵，其优点是定时精度高，流速稳定且用液量少，特别适合用来输注硝普钠、多巴胺、异丙酚等药物。

（3）时辰化疗泵：是一种设定容量，以连续、精确的方式为患者输液的装置，原理是采用两片微处理器控制、液晶显示屏、微电脑控制下的转子蠕动泵，将储药袋内药液持续、均匀、定量地输入人体的静脉内。它由两部分构成：第一部分为驱动装置，具有电脑控制、自主参数、精密驱动、全程监控、自动记录等功能和多重安全保护、全中文显示以及低耗等特点；第二部分为输液装置，是贮液、输液至人体的一次性使用装置，经灭菌密封包装，其最大容量为 300 ml。另配置化疗泵背包，其持续输注给药精确误差不超过 10%。

（4）病人自控镇痛泵：是经医务人员根据病人疼痛程度和身体情况，预设镇痛药物的剂量，再交由病人"自我管理"的一种新型镇痛药给药装置。

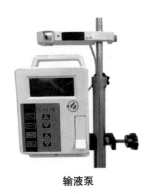
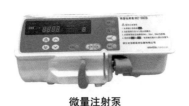
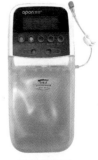

输液泵　　　　　　　　微量注射泵　　　　　　时辰化疗泵

（三）静脉输液器的种类

1. 普通输液器：过滤器孔径为 15～20 μm，材质为 PVC，价廉。

2. 精密输液器：过滤器孔径为 1～5 μm，材质有 PVC 和非 PVC。

3. 精量输液器：输液器自配调节装置，直接对输液速度有较准确的调节。

4. 避光输液器：有避光涂层的输液器，适用于需避光输注的药液。

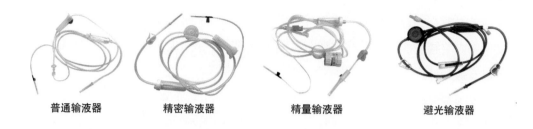

| 普通输液器 | 精密输液器 | 精量输液器 | 避光输液器 |

第三节　护士在静脉治疗中的作用与 IV-Team 的建立

一、静脉输液治疗专科护士

20 世纪 40 年代，护士才被允许进行静脉输液治疗的操作。在此之前，护士只能辅助医生穿刺和输入液体。美国波士顿麻省总医院的 Ada Plumer 护士是第一位被允许负责静脉输液治疗的护士。

如今输液治疗已成为技术性和专业性很强的领域，要求实施静脉输液治疗的护士必须具有丰富的临床知识和经验，精通输液技术和相关知识，如体液和电解质、药物学、感染控制、解剖学、抗肿瘤治疗、输液理论、肠外营养和控制护理质量的措施。

静脉输液治疗专科护士是经过一定时期专业的静脉输液治疗知识和技能培训的注册护士，其掌握输液相关的解剖学、药理学及心理学等知识，能运用护理程序为患者实施全程专业化静脉输液治疗，简称静疗护士。

1980 年，美国众议院宣布 1 月 25 日为静脉输液护士日。

二、静脉输液治疗团队（IV-Team）

为了提高静脉输液病人的护理质量，美国的很多医院都成立了静脉输液治疗团队（IV-Team）。1972 年，Ada Plumer 和 Marguerite Knight 成立了美国静脉输液护理学会（AIVN），1973 年更名为全国静脉输液治疗学会（NITA），1980 年更名为静脉输液护士协会（INS），INS 的作用是通过建立标准、实施继续教育、提高公众意识和开展科研来完善静脉输液护理，INS 的最终目标是在世界范围内使所有需要接受静脉治疗的人和所有接受静脉治疗的病人在静脉治疗与费用上得到最有效的保证。

我国静脉输液专业化起步相对较晚，1999 年中华护理学会成立静脉输液专业委员会。2000 年以来，全国各省、市、自治区护理学会相继成立静脉输液专业委员会，积极开展以静脉输液护理为主题的学术交流活动，不断扩大专业影响。大部分综合医院也先后成立了静脉输液治疗团队（IV-Team）。IV-Team 由专职的静脉输液注册护士完成，负责进行外周静脉输液、更换中心静脉导管的敷料、经静脉导管抽取血标本、开放或停止输液港输液、再通堵塞的中心静脉导管、留置经外周静脉置入中心静脉导管（PICC）或中长导管、拔除非隧道型中心导管、维护各种输液导管、评估血管通路并选择最好的血管通路器材以及对医护人员、病人及其家属进行输液健康教育等工作，其目的是根据治疗需要，尽早选择最合适的血管通路器材，降低相关静脉输液并发症的发生，节省总体护理时间，降低治疗费用。静脉输液治疗团队是在满足患者及医疗机构对安全、有效和高质量的输液治疗的需求过程中组建的，是输液治疗评价、宣教和标准化循证实践的载体。

2009 年，我国静脉输液专业委员会借鉴 INS 标准，根据我国国情，组织编写了《输液治疗护理实践指南与实施细则》，这是我国首部对静脉输液护理进行统一和规范的书籍。2011 年，卫计委组织全国部分知名护理专家起草了我国第一部静脉输液治疗国家行业标准 WS/T 433-2013，以提高我国静脉输液的质量，保证静脉输液治疗的安全，促进静脉输液治疗专业队伍的建设和专业化发展。

第二章 输液治疗相关医学基础理论

第一节 静脉的解剖结构与生理

静脉输液是将溶液、药物、营养物质、电解质等注入静脉，经过血液循环的转运作用发挥疗效。安静状态下，整个静脉系统容纳全身循环血量的 60%~70%。因此，血液循环系统尤其静脉与输液治疗息息相关。

一、定义

静脉是运送血液回心的血管，是临床实施静脉给药的主要途径，对其解剖与生理的了解，有助于血管通路的建立、治疗正确的执行及减少相关并发症的发生。

二、静脉结构与特点

（一）静脉结构

静脉和动脉有着基本相同的结构，都由内膜、中膜和外膜组成，与相应的动脉相比，静脉的管壁薄、管径大、弹性小，临床应用该特点，在外周静脉穿刺或采血会在穿刺点近心端 10 cm 左右绑扎止血带，提高穿刺成功率。

内膜是血管的最内层，较薄，很光滑，使血液能在血管内畅通无阻地流动。血管的内膜很容易受损，当血管的内膜受损时，可导致静脉炎或血栓的形成。

中膜是血管壁的主要组成部分，较厚，它的作用是维持血管壁的张力，通过收缩和舒张改变管腔的大小。静脉穿刺通过中膜时有突破感，能看到回血，此时送管可能会出现送管困难，应压低穿刺角度再进针 2 mm 后送管。

外膜是血管的最外层，主要作用是支持和保护血管。

在静脉输液治疗时，下列因素与静脉内膜损伤有关：

1. 机械刺激因素：在同一静脉上反复穿刺；迅速插入导管或粗暴送管；留置导管型号大于静脉内腔的 1/2；留置导管邻近关节屈曲区域；导管尖端对内膜的损伤；快速输液引起静脉内膜压力骤增，引起内膜损伤。

2. 微生物因素：静脉穿刺或导管维护时，微生物侵入引起静脉内膜的炎性反应。

3. 药物因素：静脉输入特殊的药物（如强刺激性的抗肿瘤药物）、pH < 5.0 或 pH > 9.0 的溶液、渗透压 > 900 mmol/L 的药物均可引起静脉内膜损伤。

（二）静脉特点

1. 管径大小可受压力影响：静脉壁承受外加压力可使管径变窄，甚至影响静脉回流。血管 B 超仪利用这一特点来鉴别动、静脉。

2. 有静脉瓣存在：瓣膜顺血流开放，逆血流关闭，可防止血液倒流，有利于静脉血向心回流。当静脉扩张或使用压脉带时，血流在静脉窦内聚集，从外部看形成结节样外观。静脉穿刺时应尽量避开静脉瓣，头颈部和胸部的静脉大多数无静脉瓣，在重力影响较大的下肢静脉中静脉瓣较多，在输液治疗时应尽可能避免下肢静脉输液。

3. 体循环静脉分深、浅两类：深静脉位于深筋膜深面与动脉伴行，故称伴行静脉。浅静脉位于皮下浅筋膜内，又称皮下静脉。浅静脉数目多，不与动脉伴行，有各自独立的名称、行程和引流范围，但最终均注入深静脉，从而进入循环。因此，临床可通过浅静脉取血检查或输入液体、药物。

4. 有丰富的吻合交通支：浅静脉之间，深静脉之间，浅、深静脉之间均存在广泛的交通。一条静脉被阻断后，可借这些交通支建立侧支循环。

三、静脉分类

1. 按管径大小分类：将静脉分为微静脉、小静脉、中静脉和大静脉。微静脉管径为 50 ~ 200 μm，小静脉管径为 200 μm 以上，1 mm 以下，中静脉管径一般为 2 ~ 10 mm，大静脉管径在 10 mm 以上，上腔静脉、下腔静脉、头臂静脉和颈静脉等都属于大静脉。

2. 按静脉分布分类：体循环静脉包括上腔静脉系、下腔静脉系、心静脉系，体循环的静脉是临床实行静脉治疗的主要血管。肺循环静脉包括左、右肺静脉。

四、影响静脉回流的因素

1. 体循环平均充盈压：血管系统内血液充盈程度越高，静脉回心血量就越多。当血液量增多或容量血管收缩时，体循环平均充盈压升高，静脉回心血量就增多。反之，血液量减少或容量血管舒张时，静脉回心血量就减少。

2. 心脏收缩力量：心脏收缩力量越强，回心血量增多。

3. 体位改变：当人体从卧位转变为立位时，身体低垂部位静脉扩张，容量增大，故回心血量减少。

4. 骨骼肌的挤压作用：肌肉运动时，肌肉收缩可对肌肉内和肌肉间的静脉发生挤压，使静脉血流加快。

5. 呼吸运动：吸气时，胸腔负压增加，胸腔内的大静脉和右心房更加扩张，有利于外周静脉血液回流至右心房，呼气时则相反。

五、与静脉输液治疗相关的静脉

（一）头皮静脉

头皮静脉分布较多，互相沟通，交错成网。由于其具有表浅易见、不易滑动、便于固定的特点，常用于小儿的静脉输液。较大的头皮静脉有正中静脉、颞浅静脉、耳后静脉、枕静脉等。

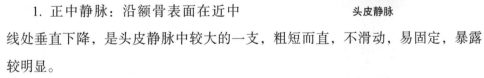

颞浅静脉　上颌静脉　翼丛　耳后静脉　面静脉　颈外静脉　下颌后静脉　甲状腺上静脉　颈内静脉

头皮静脉

1. 正中静脉：沿额骨表面在近中线处垂直下降，是头皮静脉中较大的一支，粗短而直，不滑动，易固定，暴露较明显。

2. 颞浅静脉：位于颞部皮下，外耳门的前方，此静脉细长浅直，不滑动，暴露明显。

3. 耳后静脉：位于耳廓后方，较为固定，显露清楚。

颞浅静脉、耳后静脉适合 18 个月内的婴幼儿做 PICC，建议选用导管规格 1.9 F。

（二）颈胸部静脉

1. 颈外静脉：颈外静脉是颈部最大的浅静脉，主要收集头皮和面部的静脉血，最后注入锁骨下静脉。颈外静脉行径表浅且位置恒定，体表投影在下颌角至锁骨中线的连线，易于穿刺，临床常于此处穿刺置管，但因颈部皮肤移动性大，不易固定，不作为常规静脉穿刺的血管。

2. 颈内静脉：颈内静脉是头颈部静脉回流的主干，是颈部最粗大的深静脉。位于胸锁乳突肌前缘深面，与锁骨下静脉汇合成头臂静脉。临床上常选择右侧颈内静脉中段为穿刺点置入 CVC，也常作为慢性肾衰竭患者建立血液透析临时通路。

颈内静脉壁很薄，管腔经常处于开放状态，有利于血液回流。颈内静脉外伤时，由于管腔不能闭锁和胸腔负压对血液的吸引，有导致空气栓塞的可能。因此，进行颈内静脉置管输液、更换输液管道时以及拔除颈内静脉插管时，均要注意防止空气进入血管内形成空气栓塞。

3. 锁骨下静脉：锁骨下静脉续于腋静脉，位于锁骨内侧半的后方，与颈内静脉汇合成头臂静脉。锁骨下静脉长约 60 mm，口径大，直径约 19 mm，血流量为 1 000～1 500 ml/min，其位置固定而不易塌陷，为深静脉穿刺之首选。临床上常经锁骨上或锁骨下入路作 CVC 锁骨下静脉导管置入术，进行上腔静脉造影、静脉营养、中心静脉压测定等。

4. 腔静脉：包括上腔静脉和下腔静脉

上腔静脉由左右头臂静脉汇合而成，收纳头颈部、上肢、胸壁和部分胸部脏器的静脉血，注入右心房，长约 60 mm，直径约 20～30 mm，血流量为 2 000～2 500 ml/min。临床上置入的中心静脉导管，其尖端位置需位于上腔静脉的下 1/3。下腔静脉由左右髂总静脉汇合而成，收集下肢、盆腔和腹部的静脉血。

（三）上肢静脉

1. 手背静脉网：手背浅筋膜内丰富的浅静脉相互吻合形成手背静脉网，直径约 2～5 mm，血流量为 10 ml/min，是外周静脉

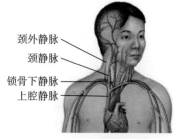

颈外静脉
颈静脉
锁骨下静脉
上腔静脉

颈胸部静脉

输液的常用部位，为短期静脉治疗的首选静脉。穿刺点位置、导管尖端应避开腕关节。因手背皮肤松弛不利于导管固定，因此，高龄或小孩尤其应加强固定。建议选用导管为 22 ~ 24 G。

2. 头静脉：起自手臂静脉网的桡侧，注入腋静脉或锁骨下静脉，在肘窝处通过肘正中静脉与贵要静脉交通，收集手和前臂桡侧浅层结构的静脉血。前臂头静脉位置表浅、固定，直径约 6 mm，血流量为 20 ~ 40 ml/min，是最佳浅静脉留置通路，建议选用导管为 18 ~ 24 G。位于上臂头静脉直径约 8 mm，血流量为40 ~ 95 ml/min，此处先粗后细，且扭曲，汇入腋静脉处角度大，经头静脉进行PICC 置管时，可导致导管推进困难，易反折异位，需慎重选择。

3. 贵要静脉：起自手背静脉网的尺侧，至肘窝处接受肘正中静脉后注入肱静脉，或与肱静脉伴行直接注入腋静脉。贵要静脉收集手和前臂尺侧浅层结构的静脉血。由于贵要静脉管径较粗，直径约 10 mm，血流量为 100 ~ 300 ml/min，静脉瓣少、分支少、位置表浅、恒定，注入肱静脉或腋静脉处角度小，临床上将其作为 PICC 的首选血管。

4. 肘正中静脉：为头静脉和贵要静脉的吻合支，是肘部最粗、最突出的血管，临床上常于此处穿刺采血，不作为放置导管的首选血管。

（四）下肢静脉

下肢静脉瓣膜较多，当瓣膜功能异常，血液反流或滞留在浅静脉内，血管内压力持续升高，毛细血管通透性增加，可发生下肢水肿，严重者导致溃疡形成，因此，一般不作为静脉治疗的首选静脉，尤其成年人应尽量避免下肢静脉输液。但上腔静脉综合征的患者必须应用下肢静脉输液。

1. 大隐静脉：大隐静脉是全身最长的静脉，在足内侧缘起自足背静脉弓，注入股静脉。主要收集足、小腿和大腿的内侧部以及大腿前部浅层结构的静脉血。大隐静脉在内踝前方的位置表浅而恒定，是输液和注射的常用部位。

2. 股静脉：股静脉在腹股沟韧带的稍下方位于股动脉的内侧，临床上常选择此处作股静脉穿刺进行心导管插管、血管介入检查治疗等。其穿刺部位在腹股沟韧带下方 2 ~ 3 cm、股动脉搏动处内侧 0.5 ~ 1 cm。有时也作股静脉置管进行长期输液，此时，应特别注意预防因该处临近会阴部而导致的静脉导管相关感染。股静脉、大隐静脉可用于腿部不受力的婴儿做 PICC。

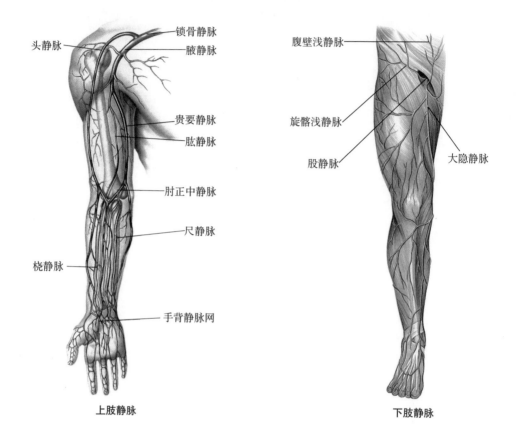

上肢静脉　　　　　　　　　　　　　下肢静脉

上肢静脉标注： 头静脉、锁骨静脉、腋静脉、贵要静脉、肱静脉、肘正中静脉、尺静脉、桡静脉、手背静脉网

下肢静脉标注： 腹壁浅静脉、旋髂浅静脉、股静脉、大隐静脉

六、静脉血流量及对输液治疗的影响

1. 血流量：单位时间内流过血管某一横截面的血量称为血流量，通常以 ml/min 或 L/min 来表示。血流量与血管两端的压力差成正比，与血流速度成正比，与血流阻力成反比。

2. 血流量对静脉输液治疗的影响：输注刺激性强的药物时，应选择管径粗的血管，较大的血流量可使药物得到迅速的稀释，从而减轻药物对血管壁的刺激，减少化学性静脉炎的发生。临床上在进行静脉置管时，必须在尽可能大的血管内置入能满足治疗需要的最小导管。

表 2-1　常用静脉管腔直径及血流量

静　脉	直径（mm）	血流量（ml/min）
手背静脉	2～5	10
前臂静脉	6	20～40
肘部头静脉	8	40～95
肘部贵要静脉	10	100～300
腋静脉	16	800～1 000
锁骨下静脉	19	1 000～1 500
上腔静脉	20	2 000～2 500

第二节　水、电解质和酸碱平衡

液体和电解质在维持机体自身平衡中扮演着重要角色。当机体出现液体和电解质失衡时，最常用的治疗方法是静脉输液。为了确保输液治疗的安全，护士必须熟悉机体水、电解质和酸碱平衡的相关理论知识。

一、液体总量

人体内的水分约占体重的60%。成年男性总水量占体重的55%～60%，成年女性占45%～55%，学龄儿童占65%，婴儿占70%，新生儿可占到80%，体内的这些水分统称为体液。以细胞膜为界限，体液分为细胞内液和细胞外液两大部分。

二、水的转移、渗透和渗透压

水在不同体液腔隙之间的转移决定于两种压力：静水压和渗透压。

1. 静水压：在相邻的两体液腔隙，若体液溶质的成分及其浓度完全相等，但压力不同，水必然从压力高的腔隙向压力低的腔隙转移，这种促使水转移的压力叫做静水压。在人体内因为有心脏收缩所产生的压力，所以血管内的静水压最高。

2. 渗透压：在两个相邻的体液腔隙中，若两个腔隙静水压相等，而体液中溶质的浓度不同，则溶质浓度低的腔隙中的水会向溶质浓度高的腔隙中转移，溶质浓度高，腔隙的静水压增高，这种水的转移称为渗透，增高的静水压叫做渗透压。正常人血浆的渗透压是 720 ~ 800 kPa（280 ~ 320 mmol/L）。

• 等渗溶液：渗透压与血浆渗透压相等，即为等渗溶液。浓度为 0.9% 的氯化钠溶液为等渗溶液，红细胞悬浮于其中可保持正常形态和大小。因此，在给病人输血时，只能用 0.9% 的氯化钠溶液进行冲管，以免对红细胞造成破坏。

• 低渗溶液：把红细胞放在比红细胞内溶质浓度低的溶质溶液中，水从细胞外向细胞内转移，因而红细胞会膨胀，甚至破裂。使红细胞膨胀的溶液称为低渗溶液。

• 高渗溶液：把红细胞放在比红细胞内溶质浓度高的溶质溶液中，水从细胞内向细胞外转移，因而红细胞会皱缩，这样的溶液称为高渗溶液。例如，50% 的葡萄糖溶液是高渗溶液。

三、血浆和组织间隙之间的水交换

血浆和组织间隙之间的水交换主要是通过胶体渗透压和毛细血管的静水压实现的。

1. 胶体渗透压：因为毛细血管壁对钠盐和葡萄糖是可渗透的，而血浆蛋白质不易通过毛细血管壁，故此血浆蛋白的渗透压才能吸引组织间隙的水分到血管腔内。这种由血浆蛋白质产生的渗透压称为胶体渗透压。

2. 毛细血管静水压：是由心脏推动血液的力所产生，将血管内的水分推入到组织间隙。在毛细血管动脉端的静水压比血浆有效渗透压大时，促进液体流入组织间隙；而在毛细血管静脉端的静水压低于血浆有效渗透压时，大部分被滤过的液体又被吸收回毛细血管内。这样就保证了血浆和组织间隙之间营养物质和废物的正常新陈代谢。

四、水的平衡

1. 机体水的来源与排出

正常机体水的来源有：① 饮水；② 食物中的水；③ 内生水，即糖、脂肪和蛋白质在体内氧化产生的水。

体内水的排出途径有：① 尿；② 粪便；③ 皮肤蒸发；④ 呼吸道蒸发。其中尿排出量变动最大。

2. 体液平衡与渗透压的调节

体液及渗透压的稳定是由神经－内分泌系统调节的。体液正常渗透压通过下丘脑－垂体后叶—抗利尿激素系统来恢复和维持，血容量的恢复和维持则是通过肾素－醛固酮系统。此两系统共同作用于肾，调节水及钠等电解质的吸收与排泄，以达到维持体液平衡，使内环境保持稳定的目的。此外，肾小球旁细胞分泌的肾素和肾上腺皮质分泌的醛固酮也参与体液平衡的调节。正常成年人每日的水平衡情况见表2-2。

表2-2　正常成年人每日的水平衡情况（出入量）

	摄入量（ml）		排出量（ml）
饮水	1 400	尿	1 500
食物中的水	850	粪便	200
氧化代谢产水	350	皮肤	500
		呼吸道	400
总计	2 600	总计	2 600

五、水的代谢失调

水是人体最重要的组成成分之一，是细胞进行生命活动的基质。我们常把细胞外液，即细胞的外环境，称作人体的内环境。内环境的变化更直接地影响细胞的生命活动。很多环境因素或病理因素都能引起水平衡失调，并出现一系列病理生理改变。

脱水

1. 定义：脱水是指体液（特别是细胞外液）容量减少，脱水可导致有效循环血量不足。

2. 脱水的原因：主要是细胞外液的丢失，可将脱水症的原因分为两类，水摄入量不足和水丢失过多。

3. 脱水的分类：根据脱水时血清钠浓度的高低将脱水分为 3 个类型：等渗性脱水、低渗性脱水、高渗性脱水。等渗性脱水是指脱水时病人血清钠浓度正常，因而是血浆渗透压正常的脱水症；临床所见脱水症 80% 为等渗性脱水症，常见于腹泻、呕吐、胃肠引流、肠瘘等引起的脱水。低渗性脱水是指脱水时病人血清钠浓度低于正常值，因而是血浆渗透压低于正常值的脱水症；低渗性脱水因水向细胞内转移，可使细胞肿胀，发生水中毒。高渗性脱水是指脱水时病人血清钠浓度高于正常值，因而是血浆渗透压高于正常的脱水症；此型脱水常见于呕吐和腹泻伴高热者、大量腹泻而未补充水分者、大量使用甘露醇等渗透性利尿药者以及尿崩症而不能补充水分者。

4. 脱水的主要症状和体征：细胞外液渗透压升高可出现口渴、尿量减少、精神差的症状；细胞间质容量减少可出现皮肤弹性低下、黏膜和皮肤干燥、眼压低甚至眼球凹陷；循环血浆量减少可出现脉搏增快、直立性低血压和直立性头晕、表浅静脉萎缩、体温低、肾循环障碍的症状和体征；细胞内水中毒症状可出现头痛、呕吐、痉挛、意识障碍。

5. 脱水程度的分类：临床上通常根据体液丢失的情况将脱水分为轻、中、重度，不同程度的脱水临床表现不同（见表 2-3），但不同种类的脱水临床表现差别较大，所以不能仅根据临床表现判断脱水程度。

6. 脱水的输液治疗和护理

（1）脱水的治疗原则：适当补液并积极治疗原发病。

（2）补液的途径、补液量、制剂的选择和补液速度，取决于脱水的程度、脱水的类型、有无合并症和病人的基础情况。

（3）在实施输液治疗的过程中，输液治疗护士必须密切观察病人周围循环衰竭的症状和体征，特别注意血压、脉搏、尿量的变化，注意心功能不全的症状和体征，注意区分血容量不足的少尿症状和急性肾功能不全的少尿症状，必要时监测中心静脉压和肺嵌压。

表 2-3　脱水的程度分类

脱水程度	轻　度	中　度	重　度
体液丢失量占体重比例	0%～4%	4%～8%	8%～12%
临床表现	轻或无 降低 干燥 减少	有 明显降低 很干燥 明显减少	显著 显著降低 极干燥 少尿或无尿
临床表现 **循环系统症状** 脉搏 血压 静脉萎缩	正常 正常 无	可增快 直立性低血压 有	快而弱 明显下降 显著
神经精神症状 意识状态 痉挛或抽搐	精神差 无	精神差、可有嗜睡 无	嗜睡、烦躁或昏迷 常有

六、液体输入原则

1. 静脉输液应做到四定（即定量、定性、定时、定速）、四先（即先盐后糖、先浓后淡、先快后慢、先晶后胶）、四见（即见尿补钾、见惊补钙、见酸补碱、见碱补酸）。

2. 除高渗性脱水病人应先补糖外，一般病人输液均应先输入无机盐液体，而后输入葡萄糖液体；大量失血性休克病人应先补给晶体溶液；对脱水的病人，为改善缺水、缺钠状态，应快速补液。

3. 一般输液均应遵医嘱调节滴速；补钾注意尿量应在每小时 30 ml 及以上时方可补钾，以免发生高钾血症或心律失常。速度不易快。浓度一般为 1 000 ml 的液体小于 3 g 钾。严禁静脉推注钾剂！

4. 配制的溶液应现配现用，时间过长，以免影响药物的稳定性或溶液污染。限在输液前 30 分钟内加入药物。

第三节　与输液治疗相关的药学知识

药物是指用以预防、诊断和治疗疾病的化学物质。在输液治疗过程中，只有掌握一定的药物的理化性质，尤其一些特殊药物药学知识，才能保证临床药物的合理使用，保证疗效，防止输液不良反应，保障用药安全。

一、药物的性质

药物的理化性质影响药物的吸收、分布、代谢和排泄，从而对药物效应的快慢、强弱和维持时间的长短产生重要的影响。

1. 药物的吸附作用：如 PVC 输液袋对某些药物有吸附作用，吸附的结果能使有效药物浓度降低，如药液配置时胰岛素建议现配现用。

2. 药物酸碱度：一般用 pH 来表示。正常血液的 pH 在 7.38～7.44 之间。当药物 pH 超过人体血浆 pH 时，血液能将药物的 pH 缓冲到正常范围，输注越慢，缓冲得越好。pH < 4.1 时，静脉内膜可出现严重组织学改变。pH > 8 或 < 6 时，静脉炎的发生率增多。

3. 药物光化：指药物在光的作用下，发生降解或外观、色泽改变。如硝普钠溶液在光照下很快降解并变色。所以，这些光敏感药物在储备、贮存和应用中都需要避免强光的直接照射。

4. 药物变质的简易识别

（1）粉针剂：正常粉针剂摇动时，药粉在瓶内可自由翻动，瓶内无异物及色点，若发现瓶内药粉变色或有结块且摇之不散，均为变质，不能使用。

（2）注射液：药液应是无色或带规定颜色的澄清液，若发现颜色变深、混浊、沉淀及有絮状物或有霉点等，均表明药品变质不能使用。有些注射液在低温时溶解度变小，会产生结晶析出，如甘露醇需加温溶解后使用。

二、药物的相互作用

临床上常联合应用两种或两种以上药物，以同时达到多种治疗目的。但不合理的多药联用也常导致药物间的不良作用而降低疗效，加重不良反应，甚至产生药源性疾病。

1. 在体外的相互作用：即药物配伍禁忌，一些液体制剂混合后，发生物理变化或化学反应，而使药效丧失或引起毒性反应，临床上药物配置时应关注药物间的配伍禁忌。

2. 药剂学的相互作用：溶媒、酸碱度、缓冲剂等的改变，会使药物析出、配伍发生变化、形成结晶等。

3. 药动学的相互作用：药物在吸收、分布、代谢、排泄过程中的相互作用，影响药物溶解、竞争结合血浆蛋白等。

4. 药理作用互相对抗的药物，如中枢兴奋药与抑制药、升压药与降压药、止血药与抗凝血药等。药理性配伍禁忌使药效降低，如吗啡与阿托品联合使用时会消除吗啡对呼吸中枢的抑制作用。

5. 理化性配伍禁忌须注意酸碱性药物的配伍问题，应使用不同输液器，避免直接配伍使用，如丹参酮与不少氟喹诺酮类的药物存在配伍禁忌，可产生沉淀现象等。

6. 不要忽视更换补液时输液器中的配伍禁忌，临床中序贯配伍用药时须在两组药物溶液转接过程中，接用一定量的生理盐水或其他溶液隔离，将原药液冲洗干净后才进行更换。

三、药物配制注意事项

1. 混合注射和混合配置的药物种类应尽量少，降低配伍禁忌发生。

2. 不清楚配伍情况的药物，应分别单独使用。

3. 药物混合后放置的时间越长，药理性质不稳定性增加，故应现配现用，尤其是抗生素。

4. 药物配伍后，使用前应再次检查药液性质，输注过程中加强观察，当药液发生浑浊、变色、沉淀时应立即停用。

四、特殊药物的使用

（一）抗肿瘤药物

抗肿瘤药物是一类对肿瘤细胞有杀灭作用或干扰其生长和代谢的药物。抗肿瘤药物在抑制肿瘤的同时，也可以表现出一定的副作用。静脉注射抗肿瘤药物极易引起血管内膜的损伤，导致静脉炎。化疗药物外渗可导致组织坏死。

1. 抗肿瘤药物的分类

（1）根据药物的化学结构和来源分类

① 烷化剂：氮芥类、乙烯亚胺类、亚硝脲类、甲烷磺酸酯类等。

② 抗代谢药：叶酸、嘧啶、嘌呤类似物等。

③ 抗肿瘤抗生素：蒽环类抗生素、丝裂霉素、博来霉素类、放线菌素类等。

④ 抗肿瘤植物药：长春碱类、喜树碱类、紫杉烷类、三尖杉生物碱类等。

⑤ 激素：肾上腺皮质激素、雌激素、雄激素等激素及其拮抗药。

⑥ 其他类：铂类化合物和酶类等。

（2）根据抗肿瘤作用的生化机制分类

① 干扰核酸生物合成的药物：氟尿嘧啶、卡培他滨、吉西他滨、阿糖胞苷、培美曲塞、甲氨蝶呤等。

② 直接影响 DNA 结构与功能的药物：博来霉素、丝裂霉素、平阳霉素、铂类等。

③ 干扰转录过程和阻止 RNA 合成的药物：蒽环类抗生素、放线菌素类。

④ 抑制蛋白质合成与功能的药物：门冬酰胺酶等。

⑤ 调节体内激素平衡的药物：福美坦、依西美坦、来曲唑等。

⑥ 影响微蛋白的药物：长春碱类、紫杉烷类等。

⑦ 抗肿瘤抗体类药物：利妥昔单抗、曲妥珠单抗、西妥昔单抗等。

（3）根据药物的理化性质分类

① 发疱剂：外渗后引起组织严重损伤，甚至坏死。如丝裂霉素、放线菌素类、氮芥、类蒽环类的柔红霉素、多柔比星、表柔比星等，长春碱类的长春瑞滨等。

② 刺激剂：注射部位静脉通路疼痛或静脉炎，很少发生组织坏死，如铂类化合物、氟尿嘧啶等。

③ 非刺激剂：外渗后不会产生不良影响，如环磷酰胺、甲氨蝶呤等。

2. 抗肿瘤药物及细胞毒性药物的配置及使用

（1）抗肿瘤药物的配置

① 配置抗肿瘤药物的区域应为相对独立的空间，操作台面应垫以防渗透吸水垫（下层铺设塑料台布，上层铺设一次性无纺布无菌巾），污染或操作结束时应及时更换。

② 配药者个人防护：应佩戴好圆帽、防护口罩，戴双层手套（内层为 PVC 手套，外层为乳胶手套）；宜穿防水、无絮状物材料制成、前部完全封闭的防护服；宜佩戴护目镜。

③ 根据化疗药性质或说明书选择合适的溶媒，铂类配制和输液过程中不能使用含铝的针头、注射器、导管或静脉输注装置。紫杉醇配制和输液过程中使用非聚氯乙烯 PVC 容器和输液器。

④ 配制过程中避免不必要的人员走动，配制完毕，应彻底清场，先抹布清洁，待干后再用 75% 乙醇擦拭消毒，及时开窗通风。

⑤ 配制注射器、输液器、针头等均为一次性使用，用后放入专用有毒性药物标识的袋中密闭处理，所有污物包括用过的防护服、帽等需 1 000 ℃高温焚烧处理。

⑥ 建议有条件的医院集中配置化疗药或细胞毒性药物，可选择 PIVAS 或生物安全柜下配置。

（2）抗肿瘤药物的使用

① 肿瘤药物给药时，操作者宜戴双层手套和一次性口罩；应采用全密闭式输注系统。

② 化疗药避免外周静脉输注。给药前，应先回抽，见静脉通道有回血，确保针头、导管在血管内；先用生理盐水冲管（与生理盐水有配伍禁忌的化疗药物用葡萄糖注射液），按正确的给药顺序给药。

③ 数种化疗药物同时给予时，先给刺激性强的药物，如先用发疱剂，中间

用适量的生理盐水冲净（与生理盐水有配伍禁忌的化疗药用葡萄糖注射液），以免产生药物相互反应。

④ 给药前向患者及家属讲解化疗药物知识及化疗期间的注意事项，给药时询问患者注射部位有无疼痛、灼热感，如发现任何外渗可能应立即停止注射并按"抗肿瘤药物外渗的护理"处理。

⑤ 持续静脉化疗建议有条件的医院使用全自动注药泵（时辰化疗泵）。严格控制给药的速度和量，剂量精确、均匀，避免药物浓度波动过大而产生副作用，携带方便。

⑥ 在药房、化疗药配置中心、病房要配备化疗药物溢出包（箱）。

3. 生物安全柜的应用

（1）生物安全柜的应用防止操作过程中含有危害性或未知性生物气溶胶散逸，用于人员、产品安全与环境保护。

（2）配药前，启动生物安全柜循环风机和紫外线，30 分钟后关闭，75% 乙醇擦拭生物安全柜顶部、两侧及台面，打开照明。

（3）配药时操作者应戴双层手套（内层为 PVC 手套、外层为乳胶手套）、一次性口罩；应穿防水、无絮状物材料制成、前部完全封闭的防护服；宜佩戴护目镜；配药操作台面应垫以防渗透吸水垫，污染或操作结束时应及时更换。

（4）配药后，应彻底清场，打开回风槽道外盖，先清洁，待干后再用 75% 乙醇擦拭消毒。

（5）操作人员应充分了解生物安全柜内配置药液的要求，按规程加药，执行负压加药技术。

（6）生物安全柜每月进行一次沉降菌监测，每年对生物安全柜进行各参数的检测，并保存检测报告，根据厂家说明书，定期更换滤网。

4. 细胞毒性药物溢出处理

（1）药物溢出：直接接触皮肤，立即用流动水、皂液清洗；不慎溅入眼内，用清水反复清洗。

（2）在所有细胞毒性药物准备、配发、使用、运输和丢置的地方都应准备溢出包。

（3）溢出包中的物件应有：防水、无絮状物材料制成、前部完全封闭的防护服 1 件；鞋套 1 双；乳胶手套 2 副；护目镜 1 副；面罩 1 个；一次性灰尘盘 1 个（收集碎玻璃）；塑料小笤帚 1 把；塑料背面的吸收手巾 2 块；一次性海绵（一块擦除溢出液体，一块擦洗溢出物祛除后的地板等）2 块；锐器桶 1 个；大、厚的一次性医用垃圾袋 2 个。

（4）抗肿瘤药物外溢时：操作者应穿戴个人防护用品；应立即标明污染范围，粉剂药物外溢应使用湿纱布垫擦拭，水剂药物外溅应使用吸水纱布垫吸附，污染表面应使用清水清洗；记录外溢药物的名称、时间、溢出量、处理过程及受污染的人员。

（二）中药注射剂

中药注射剂是指从药材中提取的有效物质制成的可供注入人体内，包括肌肉、穴位、静脉注射和静脉滴注使用的灭菌溶液或乳状液、混悬液，以及供临用前配成溶液的无菌粉末或浓溶液等注入人体的制剂。

1. 中药注射剂的种类

（1）益气固脱、养阴生津类：参麦、参附、生脉等注射液。

（2）清热解毒、消瘀散结类：痰热清、艾迪等注射液。

（3）凉血活血、开窍醒脑类：醒脑静、血必净等注射液。

（4）抗肿瘤类：康莱特、鸦胆子油乳等。

2. 注意事项

（1）中药注射剂成分复杂，与西药注射液混合后，易出现不良反应，中药注射剂应单独使用，严禁混合配伍，谨慎联合用药，注意药物间的相互作用，中、西药并用时尤其要注意避免因药物之间相互作用而可能引起的不良反应。

（2）临床上应严格根据说明书正确调配，选择合适的输液器，控制输液速度，滴注过程中加强巡视观察。特别是首次用药开始 30 分钟，如发现异常，应立即停药。

（3）注意药物过敏史。对有药物过敏史的患者应密切观察其用药后的反应，如有过敏反应，应及时处理，以防止发生严重后果。

（三）高危药品

高危药品是指药理作用显著且迅速、易危害人体的药品。包括高浓度电解质制剂、肌肉松弛剂及细胞毒化药品等。

使用及管理：高危药品应设置专柜存放，不得与其他药品混合存放。高危药品存放应标识醒目。加强效期管理，保证先进先出，确保安全有效。药学部或护理部定期对高危药品使用及管理进行督查。

表 2-4　常见高危（高警示）药品目录

序号	药品名称	药品规格
神经肌肉阻断剂		
1	阿曲库铵注射剂	25 mg
2	苯磺顺阿曲库铵注射剂	10 mg
3	罗库溴铵注射剂	5 ml ： 50 mg
4	维库溴铵注射剂	2 ml ： 4 mg
5	氯化琥珀胆碱注射液	2 ml
高浓度电解质		
6	10% 氯化钾注射液	10 ml ： 1 g
7	10% 氯化钠注射液	10 ml ： 1 g
8	10% 葡萄糖酸钙注射液	10 ml ： 1 g
9	氯化钙注射液	20 ml ： 1 g
10	25% 硫酸镁注射液	10 ml ： 2.5 g
高渗葡萄糖		
11	50% 葡萄糖注射液（塑料安瓿）	20 ml ： 10 g
12	25% 葡萄糖注射液	250 ml
抗心律失常药		
13	胺碘酮 J 注射液	3 ml ： 150 mg
14	普罗帕酮注射液	10 ml ： 35 mg
强心药		
15	去乙酰毛花苷注射剂	0.4 mg

（续表）

序号	药品名称	药品规格
16	米力农注射液	5 ml ∶ 5 mg × 2
17	多巴酚丁胺注射液	2 ml ∶ 20 mg
全身麻醉药		
18	异氟烷注射液	100 ml
19	氯胺酮注射液	2 ml ∶ 0.1 g
20	依托咪酯脂肪乳注射液	20 mg
21	丙泊酚 J 注射液	500 mg ∶ 50 ml
22	丙泊酚注射液	10 ml ∶ 0.1 g
23	丙泊酚中 / 长链脂肪乳注射液	20 ml ∶ 0.2 g
24	七氟烷吸入用	120 ml
25	氟马西尼注射液	5 ml ∶ 0.5 mg
局部麻醉药		
26	丁哌卡因注射液（0.75%）	5 ml ∶ 37.5 mg
27	丁哌卡因注射液（0.5%）	5 ml ∶ 25 mg
28	左布比卡因注射剂	5 ml ∶ 37.5 mg
29	利多卡因注射液（2%）	5 ml ∶ 0.1 g
30	利多卡因注射液（2%）	20 ml ∶ 0.4 g
31	普鲁卡因注射液（2%）	2 ml ∶ 40 mg
32	普鲁卡因注射液（1%）	10 ml ∶ 0.1 g
33	罗哌卡因注射液	10 ml
34	罗哌卡因 J 注射液	10 ml
35	丁卡因注射剂	50 mg
36	碳酸利多卡因注射液	10 ml ∶ 0.173 g
37	甲哌卡因 / 肾上腺素注射液	1.8 ml
38	普鲁卡因肾上腺素注射液	2 ml
胰岛素		
39	胰岛素注射液	10 ml ∶ 400 U

（续表）

序号	药品名称	药品规格
40	长效胰岛素注射剂	400 U
41	优泌乐（赖脯胰岛素）注射液	3 ml：300 IU
42	优泌乐 25 笔芯注射液	3 ml：300 IU
43	优泌林常规笔芯	3 ml：300 IU
44	优泌林混合笔芯	3 ml：300 IU
45	优泌林中效笔芯	3 ml：300 IU
46	重组甘精胰岛素注射液（笔芯）	300 IU/3 ml
47	甘精胰岛素注射液（来得时）	3 ml：300 U
48	诺和灵 30R（10 ml）注射液	10 ml：400 IU
49	诺和灵 30R 笔芯注射液	3 ml：300 IU
50	诺和灵 50R 笔芯注射液	3 ml：300 IU
51	诺和灵 N（10 ml）注射液（中效瓶装）	10 ml：400 IU
52	诺和灵 N 笔芯注射液	3 ml：300 IU
53	诺和灵 N 特充注射液	3 ml：300 IU
54	诺和灵 R（10 ml）注射液（短效瓶装）	10 ml：400 IU
55	诺和灵 R 笔芯注射液 300 IU/3 ml	3 ml
56	诺和锐 30 笔芯（门冬胰岛素 30）	300 U：3 ml
57	诺和锐笔芯（门冬胰岛素）注射液	300 U：3 ml
58	重和林 M30 笔芯注射液	3 ml：300 IU
抗凝血药		
59	肝素注射液	2 ml：12500 U
60	华法林片	2.5 mg×60 片
61	低分子量肝素注射液	0.4 ml：4250 IUaXa
62	依诺肝素钠注射液	0.4 ml：4000 AxaIU
63	低分子量肝素钙注射液	1 ml：5000 IU
溶栓药		
64	尿激酶注射剂	10 万 U

（续表）

序号	药品名称	药品规格
65	阿替普酶 J 注射剂	50 mg
肾上腺素受体激动药		
66	去甲肾上腺素注射液	1 ml：2 mg
67	肾上腺素注射液	1 ml：1 mg
68	异丙肾上腺素注射液	2 ml：1 mg
69	去氧肾上腺素注射剂	10 mg
70	间羟胺注射液	1 ml：10 mg
71	多巴胺注射液	2 ml：20 mg
肾上腺素受体拮抗药		
72	艾司洛尔注射液	10 ml：0.1 g
73	酚妥拉明注射液	10 mg
74	乌拉地尔 J 注射液	5 ml：25 mg
75	乌拉地尔注射液	5 ml：25 mg
生殖毒性药物		
76	阿维 A 胶囊	10 mg×30 粒
细胞毒类药品（见抗肿瘤药）		
其他		
77	高锰酸钾外用片	0.1 g×72 片
78	缩宫素注射液	1 ml：10 U
79	硝普钠注射剂	50 mg
80	注射用水	500 ml
81	阿托品注射液	1 ml：5 mg
82	水合氯醛溶液（10%）	5 ml

注：本目录参考中国药学会医院药学专业委员会发布的《我国高警示药品推荐目录（2015版）》并结合我院实际情况制定。我院临时用药不在本目录中，参照《我国高警示药品推荐目录（2015版）》执行。

（四）血管活性药物

血管活性药物是一类通过调节血管舒缩状态，改变血管功能，改善微循环血流灌注而达到抗休克目的的药物。包括血管收缩药和血管扩张药。

1. 血管活性药物的分类

（1）血管加压药：多巴胺、肾上腺素、间羟胺、异丙肾上腺素等。

（2）正性肌力药：多巴酚丁胺、米力农、洋地黄类等。

（3）血管扩张剂：硝普钠、硝酸甘油、钙离子拮抗剂（合贝爽）、酚妥拉明、乌拉地尔等。

2. 血管活性药物的给药方法：以微量泵静脉注射最常使用，可心内注射、骨内给药等。

3. 血管活性药物的安全管理

（1）使用血管活性药物需用微量输液泵控制滴速。

（2）严密监测生命体征。根据血压、心率等参数的变化，随时调整血管活性药物的滴速。

（3）血管活性药物应尽量从中心静脉输入。

（4）采用专用通路输入血管活性药物，不要与中心静脉压测量及其他静脉补液在同一条静脉管路。

（5）缩血管药和扩血管药应在不同管路输入，要有醒目的标识区分。

（6）加强对输注部位的观察，避免药液渗漏至血管外。

第三章　输液治疗基本知识与规范

第一节　无菌药液的配置

一、输液微粒

输液微粒指输入液体中含有的非代谢性颗粒杂质，其直径一般为 $1 \sim 15\,\mu m$，少数可达 $50 \sim 300\,\mu m$，这种小颗粒在溶液中存在的多少决定着液体的透明度，可判断液体的质量。

1. 微粒污染是药物配置过程中主要存在的问题。我国药典规定，每毫升药液中直径大于 $10\,\mu m$ 的微粒不能超过 20 个，直径大于 $25\,\mu m$ 的微粒不能超过 2 个。

2. 药液中的微粒来源于橡胶塞屑、玻璃以及药物相互作用产生的微粒等。

3. 大量的临床观察和研究实验证明，药液中的微粒对人体存在严重的危害，如血管栓塞和静脉炎、肉芽肿形成、热原反应等。

二、药液配置要求

1. 配置环境：所有药液配置均应在空气清洁的环境中完成，有条件者最好在静脉用药调配中心进行，抗肿瘤药物和细胞毒性药物应在生物安全柜或 PIVAS 中进行。

2. 配置人员资质：注册护士可独立配置药液，抗肿瘤药物应经培训后的护士执行。

3. 配置要求

（1）配置药液时，必须遵循无菌技术原则和规程。

（2）药液配置和使用时，应根据药典和药物配伍禁忌标准执行。

（3）配置液体的注射器应一次性使用，并选择 18 G（直径 1.2 mm）以下带侧孔针头的注射器配置液体。

（4）抽出的药液、配置的液体、开启的静脉输入用无菌液体须注明开启日期和时间。

（5）抽出的药液放置时间超过 2 小时后不得使用；配制的液体应及时使用，抗生素现配现用；启封抽吸的各种溶媒超过 24 小时不得使用。

三、过滤器使用规范

1. 所有过滤器的使用应该遵循生产厂商提供的使用说明的规定和输液质量溶液或药物的过滤要求。

2. 使用 0.2 μm 的过滤器过滤不含脂肪的肠外营养液，使用 1.2 μm 的过滤器过滤含脂肪的乳剂。

3. 极少量的药物注射时应避免使用过滤器，因为药物截留时可能会严重降低输送给患者的药物量。

4. 过滤血液和血液成分时，应使用能清除血块和有害颗粒物的过滤器，标准血液给药装置带有一个 170～260 μm 的过滤器。

四、静脉药物配置中心（PIVAS）

静脉药物配置中心是在符合 GMP（药品生产质量管理规范）标准，依据药物特性设计的操作环境下，由经过培训的药护技术人员，严格按照操作程序进行包括全静脉营养液、细胞毒性药物和抗生素等药物配制，为临床药物治疗与合理用药服务。

医院建立 PIVAS 对临床合理用药和加强药品管理具有非常重要的意义：

1. 规范静脉药物的配置，促进静脉药物的合理应用，提高静脉治疗的安全性；

2. 减少药物的浪费；

3. 通过药剂师审方、复核等多个环节的控制，减少用药错误；

4. 加强职业防护；

5. 提高效率，提升输液治疗品质。

第二节 输液治疗皮肤消毒技术

一、常用消毒剂

1. 输液穿刺及导管维护时应选择合格的皮肤消毒剂，宜选用 2% 葡萄糖氯己定乙醇溶液（年龄低于 2 个月的婴儿慎用，因为存在皮肤刺激和化学烧伤的风险）、有效碘浓度不低于 0.5% 的碘伏或 2% 碘酊溶液和 75% 酒精，避免对新生儿使用碘酊，因为它对新生儿甲状腺有潜在影响。

2. 一次性小包装的袋装氯己定碘消毒液，启封后使用时间不超过 48 小时或按产品说明书使用。

3. 一次性小包装的瓶装碘酒、酒精，启封后使用时间不超过 7 天或按产品说明书使用。

二、消毒方法

1. 消毒时应以穿刺点为中心螺旋式用力擦拭，至少消毒两遍或遵循消毒剂使用说明书。

2. 在穿刺前或贴敷料前消毒剂需要充分干燥，酒精氯己定溶液至少消毒 30 秒，碘伏至少消毒 1.5~2 分钟。

3. 一次性静脉输液钢针穿刺处的皮肤消毒范围直径应 ≥5 cm，外周静脉留置针穿刺处的皮肤消毒范围直径应 ≥8 cm，PICC 置管时穿刺处的皮肤消毒范围直径应 ≥20 cm 或整臂消毒，PICC、CVC、PORT 维护穿刺处的皮肤消毒范围直径应 ≥15 cm，应待消毒液自然干燥后再进行穿刺。

4. 皮肤消毒后，不能碰触穿刺部位，否则需重新消毒。

第三节　静脉导管维护与拔除

一、静脉导管维护

导管维护应遵守 A（评估）—C（冲管）—L（封管）程序。

（一）导管评估

在每次输液之前，应通过抽回血或冲洗血管通路装置，以评估导管功能，预防并发症。

（二）导管冲管

1. 给药前后宜用 0.9% 氯化钠溶液脉冲式（推—停—推—停）冲洗导管，如果遇到阻力或者抽吸无回血，应进一步确定导管的通畅性，不应强行冲洗导管。

2. 冲洗所有血管通路装置宜使用不含防腐剂的 0.9% 氯化钠溶液（美国药典），尤其对于新生儿和儿童。

3. 应根据导管的类型和规格、患者年龄以及输液治疗类型选择不同剂量的冲管液。所有血管通路装置的冲管和封管应该使用单剂量系统（例如单剂量小瓶或有标签的预充式冲洗器）。

4. PICC、CVC、PORT 的冲管和封管应使用一次性预充式冲洗器或 10 ml 及以上注射器。

5. 冲管液的量：应用 5～10 ml 生理盐水脉冲式冲洗所有管腔，限制生理盐水用量的患者减半；冲管液的最小量应为导管和附加装置容量的 2 倍。

6. 脉冲方式冲管：有节律地推动注射器活塞（推—停—推—停），推注生理盐水，使生理盐水产生涡流，有效冲洗导管，不可用重力滴注方式代替脉冲方式冲管。

7. PICC、CVC 置管间歇期应至少每 7 天冲、封管一次，PORT 在治疗间歇期间应至少每 4 周冲、封管一次。

8. 冲洗 PORT 时，穿刺针头斜面与输液港连接的液体外流通路的方向相反，以保证冲净港体内残留的药液等液体。

9. 在输液结束、输血或血制品、输注肠外营养及抽回血后应立即脉冲式冲管。连续输液患者，每 8～12 小时冲管一次。

10. 冲管时如遇到阻力，应进一步确定导管的通畅性，排除导管阻塞等其他原因，如导管异位打折，切勿暴力冲管，以防血栓脱落或导管破损。

11. 当药物与氯化钠不相容时，先使用 5% 葡萄糖溶液冲管，然后用 0.9% 氯化钠溶液冲洗导管。

12. 不能使用无菌注射用水冲洗血管通路装置。

（三）导管封管

1. 输液结束冲管后，应对血管通路装置进行封管。通过使用不同类型的封管液，可减少内腔堵塞和导管相关性血流感染的风险。

2. 封管液的量：输液完毕，应用血管通路和附加装置的内部容积的基础上再加 20% 的 0.9% 氯化钠溶液或稀释肝素液正压封管。

3. 每次使用外周静脉短导管完毕后应立即封管，对于新生儿和儿童，宜用不含防腐剂的 0.9% 氯化钠溶液。

4. 中心血管通路装置封管：前端开放式 PICC 或 PORT、CVC 宜用 10 /ml 稀释肝素液封管；前端三向瓣膜式 PICC 或 PORT 可用 10 U/ml 稀释肝素液或 0.9% 氯化钠溶液封管。PORT 移除蝶翼针或在治疗间歇期宜用 100 U/ml 稀释肝素液封管；血液透析管应用 1 000 U/ml 稀释肝素液封管。

5. 封管方法—正压封管

（1）肝素帽：将针尖斜面留在肝素帽内，脉冲式推注封管液，一边推注，一边拔针头（推注速度大于拔针速度），确保导管内充满封管液，无药液或血液残留，同时确保传统注射器（非预充式冲洗器）中保留少量（0.5～1 ml）封管液，用小夹子靠近穿刺点夹闭导管，或可用专为预防此类回流设计的预充式冲洗器。

（2）无针输液接头：负压接头是夹闭导管夹之后移除注射器；正压接头是移除注射器之后夹闭导管夹；衡压接头，则无需考虑移除注射器和夹闭导管夹之间的先后顺序。

6. 对于有凝血机制障碍的患者，不使用稀释肝素液封管。

（四）敷料更换

1. 住院期间应每日观察穿刺点及周围皮肤的完整性。

2. 无菌透明敷料应至少每 7 天更换一次，无菌纱布敷料或透明敷料下方垫有纱布敷料应至少每 48 小时更换一次。

3. 若穿刺部位发生渗液、渗血时应及时更换敷料；穿刺部位的敷料发生松动、污染等完整性受损时应立即更换；若患者多汗或穿刺点渗液、渗血时，首选纱布敷料。

4. CVC、PICC、PORT 维护时，宜使用专用护理包。

5. CVC、PICC、PORT 穿刺后的第一个 24 小时应更换敷料。

6. 置管穿刺部位不应接触丙酮、乙醚等有机溶剂，不宜在穿刺部位使用抗菌油膏。

7. 在更换敷料前，皮肤消毒剂应充分干燥，氯己定乙醇溶液应至少干燥 30 秒，碘伏应至少干燥 1.5～2 分钟。

8. 在 PICC 置入后，如果其他方法（如按压）无法有效减少非计划性敷料更换，可考虑使用止血剂减少穿刺部位出血。

二、导管拔除

1. 每天对置管部位及导管进行评估，如发生静脉炎、感染和导管故障应及时干预，各类导管不再需要留置时，应立即拔除。外周静脉短导管已有 24 小时或更长时间未用过，应拔除。

2. 一般导管留置时间：成人外周短导管留置时间宜为 72～96 小时，儿童留置时间可视情况稍长；中长导管保留时间宜为 7～49 天；PICC 留置时间不宜超过 1 年或遵照产品说明书；CVC 导管留置时间不宜超过 1 个月或遵照产品说明书及不应带管出院；PORT 留置时间不宜超过 5 年或遵照产品说明书。

3. 在"抢救"等紧急状态下置入的导管，尽快拔除或更换，最好在 24～48 小时内。

4. 在拔除任何类型的中心血管通路装置时，令患者（除非有禁忌证）取仰卧或头低脚高位。

5. 拔管时遇到阻力，应立即停止，不得强行拔除导管，可暂时固定导管，实施热敷，缓解患者紧张情绪，直至顺利拔除导管为止，必要时请介入科会诊。

6. 静脉导管拔除后应检查导管的完整性；中心静脉导管拔除后，穿刺部位立即用无菌纱布轻压穿刺点进行止血，然后敷以无菌封闭的敷贴，保留 24 小时或直至穿刺点表皮形成，防止发生空气栓塞。

7. CVC 应由医生遵照医疗机构的规定与程序拔除导管。

第四节　静脉采血与输血规范

一、静脉采血

1. 输液过程中采血时，应在输液的对侧肢体进行，若只能在静脉输液通路肢体侧采血，穿刺点应低于该侧的输液穿刺部位。

2. 应避免在患有淋巴水肿、与放射治疗相关的血液循环受损、瘫痪或脑血管意外引起偏瘫的上肢采血。

3. 采血时避免紧握拳头或反复张开紧握拳头，以预防假高钾血症。

4. 如有可能，避免使用止血带，如必须使用，缩短扎止血带的时间不足 1 分钟来降低溶血的风险。

5. 若需要经外周或中心静脉导管采血，采血前应先弃去 3 ~ 6 ml 血液后采集血标本，且采血后应用足量的生理盐水冲净导管中残余血液。

6. 采血时落实所有预防感染的措施，包括手卫生、正确佩戴手套、一次性静脉穿刺和采血装置，以及适当的皮肤消毒剂。

7. 根据生产商的使用说明书，按正确顺序使用真空采血管，正确混合采血管内容物和血液。

二、静脉输血

1. 输血前应了解患者血型、输血史及不良反应史。

2. 输血前和床旁输血时均应双人核对输血信息，无误后才可输注。

3. 输血前应检查每一种成分血。如果容器不完整或外观不正常（出现絮状物、外观混浊等）则不能使用并将其退回血库。

4. 输血起始速度宜慢（<2 ml/min），应观察 15 分钟无不适后再根据患者病情、年龄及输注血制品的成分调节滴速。

5. 输血时间与速度

（1）全血、成分血及其他血液制品应从血库取出后 30 分钟内输注，1 个单位的全血或成分血应在 4 小时内输完。

（2）血红蛋白 < 40 g/L 的严重贫血患者，输注速度控制在 1 ml/kg/h。

（3）血小板、凝血因子、血浆输注速度以患者能耐受的最快速度为宜，一般 80 ~ 100 滴 / 分。

（4）当失血量超过循环血量 20% 时需快速输血。

6. 血制品不应加热，不应随意加入其他药物。

7. 输血过程中应加强对患者的监测，输血开始、输血 15 分钟、输血结束应记录观察内容，出现输血反应详细记录，并做好交接班。

8. 空血袋应及时送回输血科低温保存 24 小时。

9. 为预防术中、大量血液置换导致体温过低，医院可配备血液加温设备。

输全血或成分血时，输血装置和附加过滤器应每一个单位全血或成分血输入后更换一次，或每 4 小时更换一次。

输血时应采用管径型号为 22 G 及以上外周静脉留置针进行输注，避免留置针管径过细红细胞破裂发生溶血。

10. 当需要快速输血时，根据生产商的使用说明书可考虑使用在外部应用的按压装置或快速电子输液装置。

三、输血器使用规范

1. 使用输血器时，输血前后应用无菌生理盐水冲洗输血管道。

2. 连续输入不同供血者的血液时，应在前一袋血输尽后，用无菌生理盐水冲洗输血器，再接下一袋血继续输注；输注不同成分血时应更换输血器。

3. 用于输注全血、成分血或生物制剂的输血器宜 4 小时更换一次。

4. 如需输注多种血液成分时，要根据患者病情和血液成分的作用及稳定性确定输注顺序，一般顺序为血小板、冷沉淀、红细胞、血浆。

5. 输血器孔径与输液器不同，因此输血器不能用于输入药液。

第五节　静脉营养支持治疗

营养是人体接受和利用一些必需的原料以维持生存、成长、修复衰老组织、延续生命的需要，分胃肠内营养（EN）和肠外营养（PN）两大类。

肠外营养：通过静脉为无法经胃肠道摄取和利用营养物的患者提供包括氨基酸、脂肪、糖、维生素及矿物质在内的人体代谢所需的营养素，纠正或预防营养不良，改善营养状况的一种方法。

完全静脉营养［完全胃肠外营养（TPN）］：是指静脉输入是病人摄取营养的唯一途径，它提供病人所需要的全部营养素。

一、肠外静脉营养的适应证与禁忌证

（一）适应证

1. 胃肠道梗阻贲门癌、幽门梗阻、肠梗阻。

2. 胃肠道吸收功能障碍，包括广泛小肠切除术后（短肠综合征）、某些小肠疾病、放射性肠炎、严重腹泻、顽固呕吐。

3. 大剂量放疗、化疗或接受骨髓移植的病人。

4. 中、重症急性胰腺炎。

5. 严重营养不良伴胃肠功能障碍。

6. 严重分解代谢状态如大面积烧伤、严重复合伤、感染等。

（二）禁忌证

1. 胃肠道功能正常，能获得足量营养者。

2. 估计需静脉营养支持小于 5 天者。

3. 心血管功能紊乱或严重代谢紊乱尚未控制或纠正期。

4. 需急诊手术的患者，术前不宜强求静脉营养。

5. 临终或不可逆昏迷患者。

二、静脉营养输注途径

静脉营养液输注途径主要包括中心静脉输注（PICC、CVC、PORT）和周围静脉输注，具体实施途径的选择要从营养液的渗透浓度以及营养支持应用时间的长短、既往静脉置管史、拟定穿刺部位的血管条件、病人病情及凝血功能等几方面综合考虑分析。

（一）中心静脉和周围静脉输注适用范围

1. 中心静脉输注适用于预计 PN > 7~10 天、营养素需要量较多及营养液的渗透浓度较高（超过 900 mOsm/L）的病人。静脉输液港（PORT）适用于长期间歇性静脉输注的患者，但是目前临床应用较少。

2. 周围静脉输注适用于 PN < 2 周、补充部分营养素的病人。

（二）静脉营养液的类型

一般有三种类型，包括：① 临床上常用三升袋配置的"全合一"配方。② 由生产厂家提供的全静脉营养液隔膜袋。③ 分别输注液。

三、静脉营养输注系统

1. 使用全封闭的输注系统，减少了污染和空气栓塞的机会。

2. 使用过程中宜用输液速度调节装置进行静脉营养液的输注，确保输注安全。

3. 使用营养液专用输液器。具有一定滤除作用的营养液专用输液器可在一定程度上缓解营养液不稳定造成的临床隐患。食品药品监督管理局（FDA）建议输注含脂肪乳营养液时应使用 1.2 μm 带排气孔的过滤器，输注不含脂肪乳营养液时应使用 0.22 μm 过滤器。国内很多临床研究均表明过滤孔径 < 5.0 μm 的输液器可有效滤除营养液中的较大乳滴和微粒，缓解输液时患者疼痛，减少静脉炎的发生。

4. 输入脂质溶液，如静脉内脂肪乳剂或全部营养混合物（TNA）的输液装置不应含有二乙基邻苯二甲酸（DEHP）。

5. 含有葡萄糖、氨基酸或脂肪乳剂作为三合一添加配方的 PN 溶液输注时间不超过 24 小时，单独使用脂肪乳剂的输注时间不超过 12 小时。

四、静脉营养并发症的预防及其处理

长期静脉营养支持引发的并发症较多，而且较为严重，临床上应以预防为主。常见的并发症有静脉导管相关并发症、代谢性并发症及脏器功能损害等几大类。

（一）静脉导管相关并发症

主要包括非感染性（置管时）并发症：气胸、血管或神经损伤、胸导管损伤、空气栓塞、导管移位。置管后并发症：导管阻塞和静脉炎等感染性并发症。其中导管感染是静脉营养最常见、较严重的并发症，分局部感染或全身感染。

（二）代谢性并发症

包括糖代谢紊乱、氨基酸代谢紊乱、脂肪代谢紊乱、水电解质酸碱平衡紊乱和维生素及微量元素缺乏症。

1. 糖代谢紊乱

（1）高血糖和高渗性非酮性昏迷，防治的方法有以下四点：① 降低葡萄糖输注速度。② 在静脉营养时应用脂肪乳剂，满足部分能量需求，减少葡萄糖的利用。③ 如果发生高渗性高血糖症，应立即停止静脉营养，并纠正高渗状态，输注等渗或低渗盐水，加用胰岛素，补充胶体溶液，维持人体的血容量，控制血糖浓度在 11 mmol/L 以下。④ 糖尿病、胰腺炎、胰腺手术、全身感染、肝病及使用皮质激素的病人应特别注意，防止高血糖及高渗性非酮性昏迷。

（2）低血糖：外源性胰岛素用量过大或高浓度葡萄糖输入时，机体持续释放胰岛素，若突然停输葡萄糖可出现低血糖，所以在静脉营养支持的过程中，必须监测血糖和尿糖的水平。静脉营养应持续慢速滴入，停用静脉营养时应输入等渗糖溶液作为过渡。

2. 氨基酸代谢紊乱：静脉营养液含氨量过高，输入后极易发生高氨血症或

氮质血症，因此对于容易产生氨基酸不耐受的病人，应在短时间内改用特殊配方的氨基酸制剂，以预防相关并发症的发生。

3. 脂肪代谢紊乱：脂肪乳剂输入过量或过快则可导致高甘油三酯血症。临床上应避免过量或过快输入脂肪乳剂，对于一些脂肪不耐受病人，脂肪乳剂应适当减量。

4. 水电解质酸碱平衡紊乱：静脉营养病人易导致体液和电解质平衡失调，表现为容量失调、低钠血症、高钠血症、低钾血症、高钾血症、低磷血症、低钙和低镁血症等。此外，在静脉营养时输注氨基酸溶液可导致高氯性酸中毒及代谢性酸中毒。碳水化合物过量可导致呼吸性酸中毒。因此静脉营养时应注意及时补充上述各种电解质，应做好预防、监测工作，并及时处理。

5. 维生素及微量元素缺乏症：长期禁食患者可能出现微量元素缺乏，最常见的是锌、铜等，故静脉营养时每天应补充微量元素。

（三）脏器功能损害：包括肝胆系统异常和肠道屏障受损

1. 脂肪肝：输入过多葡萄糖，机体没有及时利用而转化为脂肪，沉积于肝脏。此外，长期输入过多脂肪乳剂也可发生脂肪肝。

2. 肝功能异常：通常是输入糖过多，引起脂肪肝和氨基酸溶液中某些分解代谢产物损伤肝脏的结果。若原先肝功能不正常的病人，输入色氨酸、苯丙氨酸等芳香族氨基酸居多的溶液，改变了与支链氨基酸的比例，可引起脑病。

3. 肠黏膜萎缩和肠细菌移位：胃肠黏膜萎缩不只是由于静脉营养而使肠道长期废用的结果，另外的原因是传统的静脉营养氨基酸溶液中缺乏一种对肠道黏膜有特殊营养作用的谷氨酰胺。肠黏膜萎缩使屏障受损，肠内细菌和毒素可移出肠外，是全身性感染潜在的原因之一。

第六节　输液患者健康教育

一、输液治疗患者健康教育

1. 用清晰、准确的专业术语，告知患者或家属有关静脉输液的相关知识。

2. 告知患者选择合适输液工具的原因及目的，包括：穿刺方法、导管的使用与维护，取得配合，并向患者宣教输液工具使用过程中的注意事项。

3. 告知患者输液的目的，输液药物的名称、作用及不良反应，全天用药量，输液速度，输入液体所需的时间，输液不良反应及处理方法等。

4. 告知患者输液滴速与预计输注时间，在输液过程中不要自行调节滴速。

5. 告知患者穿刺部位的肢体保持稳定，避免用力过度活动，以防回血堵塞或渗出。

6. 告知患者如遇穿刺部位肿胀、疼痛等局部反应或输液速度自行变快、变慢甚至不滴，以及出现心慌、憋气、寒战、高热等全身反应时及时告知医护人员。

7. 根据患者年龄、发育和认知水平、健康素养、文化影响和语言偏好的评估选择合适的教育方法，可选择通俗易懂的语言、图示或视频等方式。

二、静脉留置导管患者健康教育

（一）浅静脉导管留置患者健康教育

1. 告知患者浅静脉留置针留置时间一般为 72～96 小时。

2. 留置针穿刺部位避免浸水，敷贴松脱、卷边或潮湿时应及时告知护士予以更换。

3. 持续输液期间，应指导患者每 4 小时检查一次穿刺部位。

4. 局部如出现红、肿、热、痛或管道堵塞、滑脱等情况，应及时与医护人员联系。

5. 留置针所在肢体不宜提取重物或用力活动，不宜长时间下垂。

6. 不得在有留置针的一侧肢体测量血压和扎止血带。

（二）CVC 导管留置患者健康教育

1. 置管后若出现以下情况请及时通知医护人员：贴膜出现卷曲、松动、潮湿；穿刺点及周围出现红、肿、疼痛、渗出等情况；导管外露刻度有变化。

2. 告知导管留置期间避免淋浴，以防止水渗入敷料，引起感染。

3. 患者翻身移位时，注意保护，以防止导管滑出。

4. 穿刺点有疼痛、发痒等不适症状，应及时与医护人员联系。

（三）PICC 导管留置患者健康教育

1. 置管后若出现以下情况请及时来医院就诊：

（1）穿刺点渗液、渗血、皮疹，导管内有回血。

（2）穿刺部位或沿静脉走向出现红、肿、热、痛症状，有炎性分泌物。

（3）置管侧手臂麻木、疼痛、肿胀。

（4）导管滑出、回缩、破损或离断。假如导管离断或破损，将体外部分的导管在破损处上方反折后并用胶布固定或打结，防止导管尾端回缩至体内，立即到医院进一步处理。

（5）不明原因的体温升高（ > 38 ℃）。

2. 早期活动以握拳为主，置管 24 小时内相对减少活动，以减少针眼处出血，也避免导管与血管壁的摩擦产生炎症反应，肘下置管手臂尽量保持伸直状态，休息时适当抬高；24 小时后可进行一般性日常活动，如手臂弯曲、伸展、煮饭、扫地等轻体力劳动。

3. 置管侧肢体避免过度用力、过度高举及外展动作，如提过重物品、用力搓衣服、引体向上、俯卧撑、托举哑铃、抱小孩、拖地板、拄拐杖等，起床时不要用置管侧手臂用力支撑着起床。

4. 保持穿刺处局部皮肤的清洁干燥；无菌透明贴膜有固定导管和保护穿刺点的作用，患者不应擅自撕下贴膜，如发现贴膜有卷边、脱落或贴膜因汗液而松动时，应及时更换贴膜。

5. 注意保护、固定好 PICC 导管外露的接头，不要随意变动外露导管的位置，防止导管损伤或将导管拉出体外。如果不慎将导管部分拉出体外，严禁自行将导管送入。

6. 衣袖不可过紧，穿衣时应先穿置管侧，脱衣时应后脱置管侧等，防止把导管带出。

7. 不可盆浴及游泳，可以擦身、淋浴。淋浴时注意防护：建议使用专用保护装置，也可用干毛巾包裹，再用保鲜膜缠2～3圈，上下用胶布贴紧。淋浴时置管侧手臂旁举，避免水淋到穿刺部位；淋浴后应检查贴膜是否有浸水松动，如有浸水松动应及时更换贴膜。

8. 学会自行观察穿刺点周围皮肤有无发红、肿胀、疼痛，有无脓性分泌物渗出等异常情况。如果发生导管断裂、导管移位、导管中有血液或敷料脱落等异常紧急情况时要镇静，应及时去医院就诊。

9. 治疗间歇期或出院后每周到医院维护一次，包括更换贴膜和外露接头并冲管，保持导管功能状态。如出院后若不能回医院进行维护时，应到当地的正规医院内由专业护士维护。

10. 避免在置管侧手臂上扎止血带及测量血压。

11. 严禁高压注射造影剂，防止导管破裂，耐高压的产品型号除外。

（四）输液港（PORT）留置患者健康教育

1. 置管后若出现以下情况请及时来医院就诊：

（1）如置港侧有肢体麻木、疼痛等症状。

（2）发现输液港植入部位有肿胀、渗血、血肿、感染等症状。

2. 告知患者伤口愈合后，可以洗澡。植入部位避免硬物撞击，以免输液港移位或损坏。

3. 植入静脉输液港患者不影响从事一般性日常工作，如家务劳动、散步等，避免做剧烈的肩胸部运动，如剧烈的球类运动、游泳等。

4. 输液港使用期间应每7天维护一次，包括更换一次性无损伤针、透明贴膜及输液接头，拔针后针眼处应按压穿刺点，防止皮下出血；长期不使用时应每4周维护一次。

5. 输液前后应冲封管，输注多种不相容药物时，中间必须冲管后输入下一种药物，以免因配伍禁忌而导致药物沉积甚至堵塞导管。

6. 严禁高压注射造影剂，防止输液港导管破裂，耐高压的产品型号除外。带管出院患者，应嘱咐患者或爱护者对血管通路装置部位至少每天检查一次，是否有并发症的症状，如有，立即向医务人员报告。

第七节　输液治疗相关护理记录

一、基本要求

1. 输液治疗出现并发症及不良反应时，应详细记录临床表现、处理过程、预后，填写静脉输液治疗不良事件，科室进行原因分析和总结。

2. 置入的血管通路装置，均应记录置管日期、装置的类型、部位等。

二、中心静脉导管置管后记录内容

1. 置管日期和时间、置管方式（包括可视化和引导技术）、置管部位、选择穿刺的静脉名称、PICC 置管时的臂围（肘窝上方 10 cm 位置）；穿刺过程是否顺利、患者的任何不适主诉等。

2. 置入导管的名称、型号、规格；导管的置入长度、外露长度、X 线片显示的导管尖端位置。

3. 患者的任何不适主诉、健康教育（并发症的预防措施等）；护理记录三班书写导管局部情况。

4. 导管条形码粘贴在知情同意书上，或遵医院相关规定。

5. 完成导管维护卡记录或电子置管信息档案。

6. 置管期间导管维护应记录：维护时间、导管情况或出现的并发症情况、处理过程、预后等。

7. 拔管应记录：拔管的日期和时间、拔管原因、导管是否完整、健康教育内容。

8. 拔管后导管尖端作培养，如果获得了培养物应记录。

三、输液辅助装置记录

使用输液泵或微量注射泵时应记录：泵使用的开始时间及停止时间、速度的设定、药液的剂量、重点监测的生命体征等。

第四章　输液治疗的质量安全管理

输液治疗是一项侵入性操作，随着输液技术和输液工具的不断发展及广泛应用，静脉输液的质量与安全管理问题越来越受关注。在静脉输液护理实践中，质量管理应落实在静脉输液过程中的每一个环节，其目标是以最小的花费达到最佳的治疗效果，减少输液相关并发症及不良反应的发生，提高患者满意度。

第一节　输液治疗相关权限

根据静脉输液管理制度，静脉操作规程应定期修订完善，静脉治疗技术操作者应为专业人员。

一、输液护理操作权限

1. 根据医嘱按照输液治疗技术操作规范进行输液治疗护理。

2. 依据《护士条例》获得护士资格的注册护士可从事基本静脉治疗护理工作。参与血管通路装置的置入、使用、维护和拔除的临床医务人员均需经过专业的培训，并确保其有能力履行指导职能。

3. 执行外周静脉置入中心静脉导管（PICC）穿刺者，应经过当地卫生行政部门 PICC 相关知识和技能培训并取得培训合格证书；在临床实践中，成功完成一定数量的 PICC 的置入，掌握 PICC 维护技能，具有独立识别、处理并发症的能力。

4. 执行外周静脉置入中心静脉导管（PICC）维护者，应经过当地卫生行政部门或开展成熟的三级医院 PICC 相关知识和技能培训并取得培训合格证书。

5. 执行静脉输液港（PORT）维护者，应经过当地卫生行政部门或 PORT 开展成熟的三级医院 PORT 相关知识和维护技能培训并取得培训合格证书。

6. 抗肿瘤药物和生物药物的配置和输入必须由经过专门培训的注册护士执行。

7. CVC 导管与静脉输液港（PORT）的置入必须由经过专门培训的医师执行。

8. CVC 应由医生遵照医疗机构的规定与程序拔除导管。

二、输液相关其他权限

1. 中心静脉导管尖端影像学位置必须由相应专业医师确定。

2. 导管相关性静脉血栓的诊断必须依据血管超声鉴定结果，医师出具诊断。

3. 导管相关性血流感染的诊断必须依据血培养结果：带有血管内导管或者拔除血管内导管 48 小时内的患者出现菌血症或真菌血症，并伴有发热（>38 ℃）、寒战或低血压等感染表现，除血管导管外没有其他明确的感染源。外周静脉血培养细菌或真菌阳性；或者从导管段和外周血培养出相同种类、相同药敏结果的致病菌。

第二节　运用护理程序开展输液治疗护理

静脉输液不是一项简单的操作，它应该是护理程序化应用过程；护士不是一个简单的操作者，而应该是一个思想者，要运用护理程序（评估—计划—实施—评价）于输液全过程，使操作程序化和标准化，减少穿刺次数、并发症以及患者费用，提高患者满意度，降低劳动强度和针刺伤的发生率。

一、基本原则

（一）治疗前评估

1. 评估治疗方案：静脉治疗的目的，输液疗程，给药速度，给药方式，药液性质（pH、渗透压）等。

2. 评估患者情况：患者病程、年龄及性别、药物过敏史、肢体活动状况、配合程度、家属支持系统。

3. 选择穿刺部位和静脉：患者皮肤状况、静脉能见度、静脉走行、静脉弹性、静脉瓣情况、静脉直径和长度等。

4. 合理选择穿刺工具：包括工具类型、导管材质及型号，在满足治疗需要的情况下，尽量选择最细、最短、管腔最少的导管。

（二）计划准备

1. 穿刺者：具有输液治疗相应技术资质的人员；执行手卫生，做好自我防护。

2. 正确准备穿刺部位：掌握消毒剂的特性，使用正确的消毒方法，正确应用局部麻醉。

（三）操作实施

1. 正确应用输液工具：正确的持针方法，合适的穿刺角度，正确的送管手法，严格遵守无菌技术；结扎止血带位置应在穿刺点上方至少 10 cm 处，时间不宜超过 120 秒。

2. 静脉通路的维护及管理：合理选择敷料，运用正确的固定方法、正确的冲封管技术，明确各种通路的留置时间，记录和收集静疗相关的数据，控制导管相关感染。

（四）定期评价

1. 监测评估通路状况：中心静脉导管至少应每日进行评估，外周静脉留置针至少每 4 小时进行评估；测量中心静脉导管的外部长度发生移位时，与前次记录的长度做比较；测量上臂围，发现异常，做进一步的评估与分析。

2. 做好记录与数据收集：客观、真实、准确记录置管情况，做好数据收集，为静脉输液治疗的发展提供科学依据。

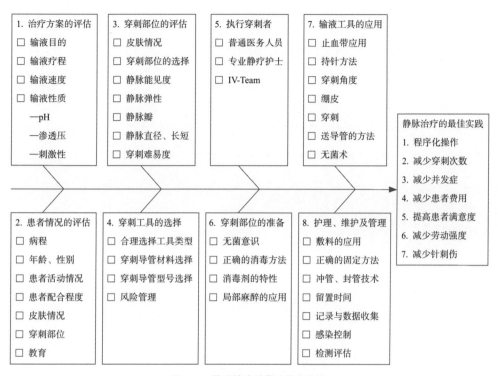

图 4-1　静脉输液质量评估分析图

二、静脉输液通路的合理选择

1. 根据治疗的目的、时间、药物的性质、患者血管条件、潜在并发症、医院设备资源等选择合适的静脉通络。

2. 推注或滴注刺激性药物、发泡剂、肠外营养液、pH < 5 或 > 9 的液体或药液，以及渗透压 > 900 mOsm/L 的液体时不宜使用外周静脉输注。

3. 宜选择上肢静脉作为穿刺部位，避开静脉瓣、关节部位、受损血管及有疤痕、炎症、硬结等处的静脉；避开手腕的内侧面，减少疼痛和桡神经损伤的风险；成年人避免下肢静脉穿刺。

4. 儿童使用最有可能持续完成输液的静脉部位，如手部、前臂和腋以下的上臂，避免肘部；幼儿和学步期小儿可以考虑头皮位置的静脉，如果尚未行走，可以选择足部血管，避开被用来吮吸的拇指或其他手指。

5. 接受乳房根治术和腋下淋巴结清扫术的患者应选健侧上肢进行穿刺。动静脉瘘、移植的上肢末端、放疗侧肢体、脑血管意外后的肢体均应避免选择。

6. 有血栓史和血管手术史的静脉不应选择。

7. PICC 导管置管时与患者讨论对选择手臂的偏好，并建议选择非惯用手臂。

8. 在难以找到静脉通路和（或）静脉穿刺尝试失败后的成年和儿科患者使用超声等可视技术进行置管。

9. 在急症护理环境和紧急情况下，可选择颈外静脉置管，如预计输液时间超过 96 小时，应尽快更换位置重新置管。

三、输液器具的正确选择

输液器具包括血管通路装置（各种外周静脉导管及中心静脉导管）、输液及其附加装置（如三通、延长管等）、输液辅助装置（流速控制装置等）。

（一）血管通路装置的选择

1. 头皮钢针

（1）一次性静脉输液钢针宜用于短期（＜ 4 h）或单次给药，腐蚀性药物不应使用一次性静脉输液钢针。

（2）推注或滴注刺激性药物、发泡剂、肠外营养液、pH ＜ 5 或 ＞ 9 的液体或药液，以及渗透压 ＞ 900 mOsm/L 的液体时避免使用头皮钢针，以防止发生外渗引起组织坏死。

（3）根据血管情况、输液速度、药液的黏滞度选择型号和大小，一般成人选用 7 号针，儿童选用 4.5 ～ 5.5 号针。

2. 外周静脉导管（PVC）

（1）外周静脉导管有外周静脉短导管（≤ 7.5 cm）和外周静脉中等长度导管（7.5 ～ 20 cm）两种。

（2）在满足治疗需要的情况下，尽量选择管径最细、长度最短、管腔最少的导管。

大部分输液治疗选择 20 ～ 24 G 的静脉导管，管径小于 20 G 的外周静脉导管更容易引起静脉炎。儿童、新生儿和老年患者使用 22 ～ 24 G 的静脉导管，将置入相关的创伤降至最低。当需要输血和快速输液时，建议使用更大管径的静脉导管。

（3）外周静脉导管宜用于短期静脉输液治疗，不宜用于腐蚀性药物、肠外营养液、pH < 5 或 > 9 的液体或药液，以及渗透压 > 900 mOsm/L 的等液体的持续性静脉输注。

（4）外周静脉导管分为开放式和密闭式两大类。宜选择密闭式安全型留置针，以防针刺伤发生和血源性暴露。

（5）导管材质首选聚氨酯和亚聚氨酯材质的导管，材质应为不透 X 线。

（6）外周静脉导管和输液设备最好为螺口连接。

（7）对于新生儿、青春期前的男性、怀孕期和哺乳期的妇女不宜使用含有塑化剂（DEHP）的留置针，尤其用于输注脂溶性药物时。

（8）成人应用上肢的背侧和桡侧进行置管，避免使用下肢血管和桡静脉腕关节部位置管。

（9）外周静脉导管不作常规采血。

（10）所有导管为一次性物品，禁止重复使用，置入外周静脉留置针时宜使用清洁手套。

（11）每个医护人员尝试外周短导管穿刺的次数不应超过 2 次，总的尝试次数不得超过 4 次。

3. 中心静脉导管（CVC）

（1）CVC 置管应经专门培训的医生完成，置管后护理应由培训后的医护人员进行。

（2）CVC 可用于任何性质的药物输注、血流动力学的监测，尤其适用于危重症及大手术患者，不应用于高压注射泵注射造影剂（耐高压导管除外）。

（3）置管首选锁骨下静脉，对于成年人，避免选择股静脉作为穿刺点。

（4）为提高穿刺成功率，可使用超声引导置管。

（5）CVC 置管后应常规接受胸片检查，确定导管尖端位置，并排除气胸。

（6）导管尖端位置应位于上腔静脉下 1/3 处及上腔静脉与右心房的连接处。

4. 经外周静脉置入中心静脉导管（PICC）

（1）PICC 置管及置管后维护应由经专门培训，取得置管或维护合格证的护士进行。

（2）PICC 宜用于中长期静脉治疗，可用于任何性质的药物输注，不应用于 CT 和磁共振检查时高压注射泵注射造影剂和血流动力学监测（耐高压导管除外）。

（3）按导管设计分为有瓣膜式和无瓣膜式，按功能分为普通型和耐高压型，按管腔分为单腔式和多腔式。

（4）接受乳房根治术和（或）腋下淋巴结清扫的术侧肢体、锁骨下淋巴结肿大或有肿块侧、安装起搏器侧、接受放射治疗侧肢体、患淋巴结水肿或脑中风累及患侧肢体不宜进行同侧置管，患有上腔静脉压迫综合征的患者不宜进行置管。

（5）有血栓史、血管手术史的静脉不应进行置管；放疗部位不宜选择上肢进行置管。

（6）宜选择肘部或上臂静脉作为穿刺部位，避开肘窝、感染及有损伤的部位。

（7）传统穿刺法、改良塞丁格置管法：首选贵要静脉，其次为肘正中静脉，最后为头静脉，穿刺点位于肘窝下 2 横指处或肘上 4 横指处（避开肘关节）。

（8）超声引导下改良塞丁格法：首选上臂贵要静脉，其次为肱静脉，在上臂利用超声评估患者血管。

（9）宜使用超声引导进行置管，使用超声测量血管直径并选择一个导管 – 血管比例为 45% 或更低的导管，以减少插管次数和机械并发症。超声引导技术仅供接受过专业培训的人员使用。

（10）根据患者病情、血管条件、操作者的资质和技术熟练程度等选择置管方式。

（11）PICC 置管时应建立最大化无菌屏障，包括操作者戴手术帽、口罩、无菌手套，穿无菌隔离衣以及患者全身铺盖无菌消毒巾。

（12）导管尖端位置应位于上腔静脉下三分之一段或上腔静脉与右心房交界处。下腔静脉置管时，导管尖端位置应位于横膈膜上方的下腔静脉。

（13）PICC 置管后应常规接受胸片检查，确定导管尖端位置，并排除气胸。

（14）任何情况下，滑出体外的 PICC 导管切忌再送入体内。

（15）置管侧上臂避免测量血压，不可在置管上方行静脉穿刺。

表 4-1　PICC 导管的规格和流速

规格（F）	导管（G）	长度	导入鞘颜色	流速（ml/h）	导管容积（ml）
1.9	26	50	紫色	20	0.13
3.0	20	65	粉色	110	0.26
4.0	18	65	绿色	225	0.33
5.0	16	65	灰色	400	0.41

表 4-2　PICC 与 CVC 的比较

内　容	PICC	CVC
适应证	稳定状态下输液	急、危重症
操作者	经过培训有资质的护士	专科医生
选择血管	肘部血管	颈部或腹股沟
穿刺体位	上臂外展 90°	仰卧位
穿刺难易	可见血管操作，成功率高	盲穿血管，成功率相对较低
导管位置	可得到安全的控制	不精确
流速	较慢	较快
留置时间	数月至 1 年，可满足长时间输液治疗	建议 1～4 周
感染率	距呼吸道较远，感染率 < 3%	距呼吸道、泌尿道较近，感染率为 26%～30%
穿刺并发症	较少，无危及生命的并发症	有危及生命的并发症，如血气胸、误伤动脉

5. 静脉输液港（PORT）

（1）PORT 的植入与取出应经专门培训的医生完成，置管后维护应由经专门培训具有资质的护士进行。

（2）PORT 可用于任何性质的药物输注，不应使用高压注射泵注射造影剂（耐高压导管除外）。

（3）连接 PORT 时应使用专用的无损伤针穿刺，应用透明敷料覆盖在无损伤针和穿刺部位，持续输液时无损伤针应每 7 天更换一次。

（4）PORT 在治疗间歇期应至少每 4 周维护一次，或根据器材说明书进行。

（5）对已穿刺并连接无损伤针的输液港装置，不输液情况下需要每月冲管。

（6）不应在连接有输液港的一侧肢体上进行血流动力学监测和静脉穿刺术。

6. 输液器

（1）输注药品说明书所规定的需避光输注的药物时，应使用避光输液器。

（2）输注脂肪乳剂、化疗药物以及中药制剂时宜使用精密过滤输液器。

（3）输注的两种不同药物间有配伍禁忌时，在前一种药物输注结束后，应冲洗或更换输液器，并冲洗导管，再接下一种药物继续输注。

（4）输液器应每 24 小时更换一次，如怀疑被污染或完整性受到破坏时，应立即更换。

（5）特殊药物（如紫杉醇）不应使用 PVC 材质的输液器，以免 PVC 输液器中的增塑剂（DEHP）释出。

（6）新生儿、青春期前的男性、怀孕期和哺乳期的妇女不宜使用含 DEHP 的输液器。

（7）目前临床上常用的输液器的点滴系数是 20 滴 /ml。

（8）精密输液器根据过滤孔径的大小分为不同型号，有 20μm（普通输液器）、5μm、1.2μm 等型号。

（9）精量输液器为可精确调节速度（ml/h）的输液器。

（二）输液辅助工具的应用

1. 输液附加装置

（1）输液附加装置包括三通、延长管、输液接头（肝素帽和无针接头）、过滤器等，应尽可能减少输液附加装置的使用。

（2）输液附加装置宜选用螺旋接口，常规排气后与输液装置紧密连接。

（3）经输液接头（或接口）进行输液及推注药液前，应使用消毒剂多方位擦拭各种接头（或接口）的横切面及外围。

（4）输液附加装置应和输液装置一并更换，三通、延长管、过滤器与输液器 24 小时后更换；在不使用时应保持密闭状态，其中任何一部分的完整性受损时都应及时更换。

（5）外周静脉导管附加的输液接头宜随导管一起更换；PICC、CVC、PORT 附加的输液针接头应至少每 7 天更换 1 次。

（6）输液接头内有血液或其他物残留、完整性受损、取下或经无针输液接头采血、输血或输注其他黏滞性液体（如脂肪乳、胃肠外营养、白蛋白等）后、受到污染，应立即更换。

（7）无针输液接头是一种无针密闭输液接头。按设计分为分隔膜和机械阀两种，按功能分为负压、正压和中性三种。

（8）无针输液接头首选分隔膜接头，因机械阀接头会增加感染风险。如使用正压接头，注射器与接头脱开时可产生瞬间的正压，能降低导管堵管的发生。

（9）无针输液接头使用前要进行预冲；不应用针头穿刺无针输液接头。

（10）避免将无针接头用于快速输注晶体溶液和红细胞悬液，因为无针接头的存在会大大降低流速。

（11）由于具有增加感染的风险，应该避免使用三通。

（12）输液或输血时，需根据输入药液的不同选择合适的过滤器。

（13）固定血管通路装置可选择合适的导管固定器，降低导管滑脱的风险，避免使用缝合线，降低患者创伤与针刺伤的发生。

（14）固定输液肢体关节时可选择加衬垫后的臂板或夹板，保持肢体功能位，同时防止发生压疮、血液循环障碍等情况。

2. 输液泵的应用

（1）输液泵通常是机械或电子的控制装置，它通过作用于输液导管达到控制输液速度、保证药物给予速度均匀的目的。

（2）输液泵的产品型号多样、性能各异，按其工作特点可分为蠕动控制式输液泵、定容控制式输液泵、智能输液泵及针筒微量注射式输液泵三类。

（3）输液泵多应用于血管活性药物、抗心律失常药物、抗血栓药物、抗肿瘤药物以及急诊抢救药物、婴幼儿静脉输液或静脉麻醉等。特别适用于治疗窗窄、半衰期短，对血液、血压、心脏、脑神经等有影响的药物。

（4）不应用输液泵进行输血；不适用于高压氧舱及磁共振检查室环境使用。

（5）输液器的手动流量调节器应置于泵的下游，并打开。

（6）因输液管在长时间使用后会出现变形，并导致流量误差的产生，建议在使用 24 小时后，更换新的输液管。

（7）使用过程中加强巡视，观察泵体运转情况、局部注射部位有无肿胀、患者主诉等，及时处理报警。

（8）输液泵有操作流程，专人管理，定期检查、保养维修。

3. 微量注射泵的应用

（1）微量注射泵是一种可分道分速控制的定容型泵，其优点是定时精度高，流速稳定且用液量少，特别适合用来输注硝普钠、多巴胺、异丙酚等药物。

（2）胰岛素不适合用微量注射泵，因胰岛素要放在低温下保存，离开低温环境要快速注射完。

（3）微量泵速度小于 3 ml/h 时，会出现针头回血和堵塞现象。

（4）注射器圈边必须插入注射泵的圈边固定槽中，否则会出现无药液输出或因虹吸造成大剂量输出给患者带来伤害。

（5）注射器安装前必须排尽筒内空气，注射前必须将输液连接管内的空气排尽，以避免空气栓塞。

（6）本设备不适用于高压氧舱及磁共振检查室环境使用。

（7）微量注射泵有操作流程，专人管理，定期检查、保养维修。

四、输液器具材质的特性与选择

输液器具必须具备国家标准文号，经严格检验合格的输液器具才能准入临床使用。目前，我国大部分输液器具为聚氯乙烯（PVC）材料，材质柔软、透明、性能良好。

但 PVC 含增塑剂 DEHP，对人体多种器官有毒副作用，如睾丸、卵巢、肺等；PVC 有较强的吸附作用，特别对醇溶性、脂溶性药物有较强的吸附作用，致使药物用量不准，疗效降低，故临床上使用紫杉醇、脂质溶液时尽量不要选择含 DEHP 的管材；PVC 废弃物污染环境，焚烧会产生二噁英有毒气体。

因此，临床上建议采用不含塑化剂的非 PVC 材料的输液器具，缺点是成本较高。

第三节 输液治疗中的感染控制和职业防护

输液治疗会破坏人体的防御屏障，使患者处于发生局部或系统感染的危险当中。静脉输液相关性感染包括局部感染、导管相关性感染、静脉炎以及其他一些迁徙性感染病灶。

在执行输液治疗时，必须严格执行无菌技术操作原则和规程，以有效预防和控制与输液相关的感染，保证输液治疗的护理安全。

一、感染控制的基本原则

1. 静脉注射、静脉输液、静脉输血及静脉导管穿刺和维护均应遵循无菌技术操作原则，执行标准预防措施。

2. 穿刺前，不清洁的皮肤先清洁，再消毒；消毒后的输液穿刺部位不要用手再进行触诊，除非进行再消毒。

3. 穿刺针、导管、注射器、输液（血）器输液附加装置等应一人一用一灭菌，一次性使用的医疗器具不应重复使用。

4. 尽量使用一体化输液系统，减少三通的使用，保持三通的密闭清洁，连接时应严格消毒。

5. 输液治疗操作前后均应严格执行手卫生标准，操作前后应执行 WS/T 313 的规定，不应以戴手套取代手卫生。

6. 置入外周静脉短导管时宜使用清洁的手套，深静脉置管时应遵守最大无菌屏障原则。插管部位应铺大无菌单，操作人员戴圆帽、口罩，穿无菌手术衣，认真执行手卫生标准，戴外科手套。

7. 输液所用器材使用前均应查看包装是否完好，核对有效期和使用期限。

8. 输液用止血带一用一清洁或专人专用，有污染时及时消毒处理或更换。

9. 为多重耐药菌感染患者执行输液治疗护理时，应遵循标准预防措施。

六步洗手法

揉搓时间不少于20秒
整个过程约40~60秒

内
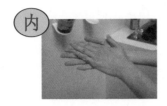

第一步
掌心相对，手指并拢
相互搓擦

外
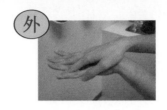

第二步
手心对手背沿指缝
相互搓擦

夹
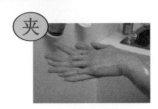

第三步
掌心相对，双手交叉沿
指缝相互搓擦

弓
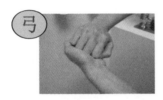

第四步
双手指交锁，指背在
对侧掌心

大
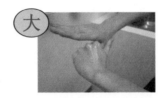

第五步
一手握另一手大拇指旋
转搓擦，交换进行

立
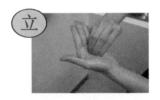

第六步
指尖在对侧掌心
前后擦洗

二、锐器、危险性废物的处理

1. 静脉输液治疗操作时须携带锐器盒。

2. 易发生血源性病原体职业暴露的高危病区宜选用一次性安全型注射和输液装置。

3. 所有被血液污染的一次性物品和锐器（针头、导丝、探针、刀片等）均应置入不透水、防穿透、不能打开的锐器盒中。

4. 不要分离被血液污染的针头和注射器，注射器与针头应一起置于锐器盒中。

5. 锐器盒放在锐器物使用和易于丢弃的位置，锐器盒满48小时或容积满3/4时应更换。

6. 锐器伤预防措施

（1）加强职业防护知识及职业伤害教育培训。

（2）规范各项操作流程，严格遵守医疗废物处理原则，实施标准预防措施。

（3）避免双手回套针帽，不可直接用手传递锐器物。

（4）采用辅助工具分离刀片、针头，及时处理使用后的针具。

（5）清点污染器械时除必要的防护外，应戴双层乳胶手套。

（6）操作完毕，将使用过的锐器立即投入锐器盒内，锐器盒要及时处理（到容器的 2/3 ~ 3/4 即可更换 ）。

（7）折断安瓿时，应使用纱布垫包裹其颈部，禁止直接用手折断。

（8）大力推广安全针具的使用（安全型留置针、无针静脉系统、可回缩式注射器、自动销毁式注射器等 ）。

（9）若不慎发生锐器伤，立即启动职业暴露处理流程。

（10）间隙性输液时血管通路宜选用无针输液接头，消除由此产生的针刺伤害。

三、医务人员职业暴露处置流程

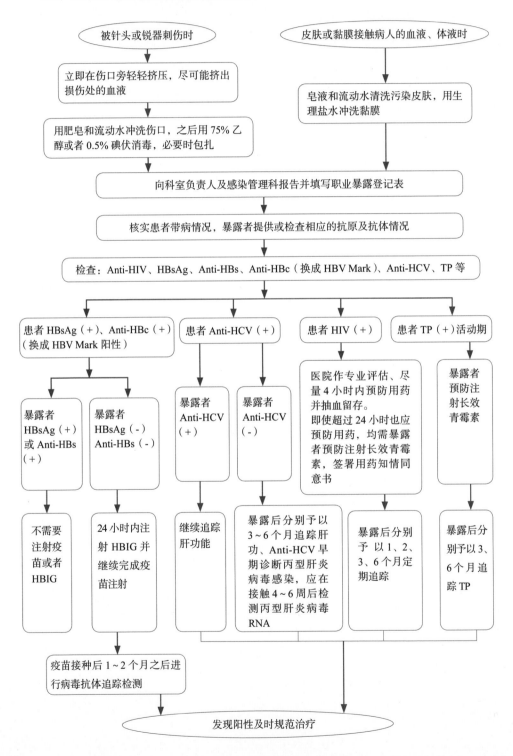

第四节　输液反应与输血反应预防及处理

一、输液反应

输液反应是输液引起或与输液相关的不良反应的总称，常见输液反应有循环负荷过重（肺水肿）、空气栓塞、发热反应、过敏反应等。

（一）循环负荷过重（肺水肿）

短时间内输入液体过多、过快，使循环血量急剧增加，心脏负担过重，发生急性肺水肿。

1. 原因：与输液速度过快、输液量过多有关。

2. 临床表现：输液中，患者突然出现呼吸困难、胸闷、咳嗽、咳粉红色泡沫样痰，严重时痰可从口、鼻腔涌出。听诊肺部布满湿啰音，心率快且节律不齐。

3. 预防与处理：

（1）注意调节输液速度，尤其对老年人、小儿、心脏病患者速度不宜过快，液量不宜过多。

（2）经常巡视输液病人，避免体位或肢体改变而加快滴速。

（3）严格控制输液速度和输液时间，宜使用输液泵或微量注射泵控制药液输入速度。

（4）发生肺水肿时立即减慢或停止输液，在病情允许情况下使病人取端坐位，两脚下垂。高浓度给氧，最好用20%~50%乙醇湿化后吸入。乙醇能减低泡沫表面张力，从而改善肺部气体交换，缓解缺氧症状。必要时进行四肢轮流扎止血带或血压计袖带，可减少静脉回心血量。遵医嘱给予强心剂、利尿剂。

（二）空气栓塞

空气栓塞是指空气进入静脉内形成空气栓子，气栓随血流经右心房到达右心室，如空气量少，则随着心脏的收缩从右心室压入肺动脉并分散到肺小动脉内，最后经毛细血管吸收，因而损害较小。如果空气量大，则空气在右心室内阻塞肺动脉入口，使血液不能进入肺内，气体交换发生障碍，引起机体严重缺氧而立即死亡。（空气进入人体，以每秒 20 ml 的速度即可出现症状；以每秒 75～105 ml 的速度时即可致命。）

1. 原因：常与大量空气经静脉输液管进入血液循环有关。

2. 临床表现：输液过程中，患者感到胸部异常不适或有胸骨后疼痛，随即发生呼吸困难和严重的发绀，并伴有濒死感。听诊心前区可闻及响亮的、持续的"水泡声"。

3. 预防与处理

（1）输液前认真检查输液器质量，排尽输液器内空气。

（2）输液过程中避免莫非氏滴管倒转，及时更换补液，输液完毕及时拔针，加压输液、输血时应专人守护。

（3）拔出较粗的、近胸腔的深静脉导管后，必须立即严密封闭穿刺点。

（4）一旦发生空气栓塞，立即通知医生配合抢救，让患者取左侧卧位，并保持头低足高位。给予高流量吸氧，必要时用高压氧治疗。密切观察患者病情变化，及时对症处理。

（三）发热反应

发热是输液常见的一种反应，常因输入致热物质引起。

1. 原因：多由于输液器和药品不合格，环境不洁，无菌操作不严格使致热物质进入体内引起。

2. 临床表现：多发生于输液后数分钟至 1 小时。表现为发冷、寒战、发热。轻者体温在 38 ℃左右，停止输液后数小时内可自行恢复正常；严重者初起寒战，继之高热，体温可达 40 ℃以上，并伴有头痛、恶心、呕吐、脉速等全身症状。

3. 预防与处理

（1）输液过程中严格执行无菌技术原则，输液所用药液、用具均在有效期范围内，并保证质量，输液用具应使用一次性物品，一人一用；重复穿刺要更换针头。

（2）改进加药进针方法。将加药时习惯的垂直进针改为斜角进针，减少胶塞碎屑和其他杂质落入瓶中的机会，减少微粒污染。

（3）合理用药，注意药物配伍禁忌。药液配制好后检查无可见微粒方可加入液体中。液体现用现配可避免毒性反应及溶液污染。

（4）对于发热反应轻者，减慢输液速度，注意保暖，对高热者给予物理降温，观察生命体征，并按医嘱给予抗过敏药物及激素治疗。对严重发热反应者应停止输液，予以对症处理外，应保留输液器具和溶液，必要时进行化验。

（5）如仍需继续输液，则应重新更换液体及输液器、针头，重新更换注射部位。

（四）过敏反应

过敏反应是一种免疫反应，与机体自身因素有关。当敏感的肥大细胞遇到过敏原时，分泌大量的组织胺等舒张血管的活性物质，继而出现相应症状。

1. 原因：患者有过敏史而操作者在注射前未询问病人的药物过敏史；注射的药物对病人发生速发型过敏反应。

2. 临床表现：面色苍白、胸闷、心慌、血压下降、脉搏微弱、口唇发绀、意识丧失，大小便失禁，严重者心脏骤停。

3. 预防与处理

（1）注射前询问病人是否有药物过敏史，对易致敏药物应向患者及家属讲解可能发生的不良反应，输液过程中加强巡视。

（2）药物配制和输注过程中，要严格按规定操作；首次静脉注射时应放慢速度。

（3）一旦出现皮肤瘙痒等轻度过敏反应，遵医嘱予以组胺类抗过敏药物。如出现寒战、心悸、胸闷、关节疼痛等休克前兆或突然休克，应立即停药，去枕平卧，吸氧，及时就地抢救，遵医嘱首选0.1%盐酸肾上腺素1mg皮下注射，予以地塞米松等抗过敏注射液，补充血容量，纠正酸中毒，提高血压等。必要时气管切开或插管。

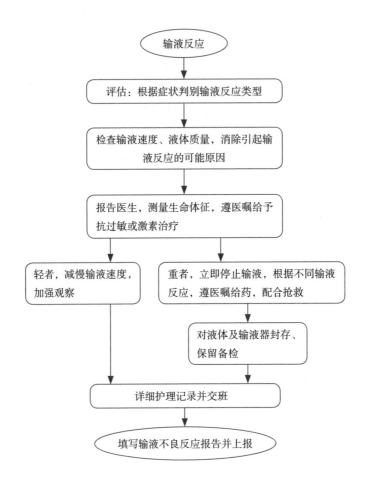

二、输血反应

输血反应是指在输血过程中或结束后，因输入血液或血制品，或因所用输注用具而产生的不良反应，常见输血反应有过敏反应、发热反应、溶血反应、大量输血反应、细菌污染反应、疾病感染。

（一）临床表现

1. 过敏反应包括荨麻疹、血管神经性水肿、关节痛、胸闷、气短、呼吸困难、腹痛、呕吐、腹泻，严重者出现低血压休克，获得其中的一项以上者确诊为过敏反应。

2. 发热反应：输血后短期内或输血过程中即发生寒战、发热，发热者体温可达38～41℃，患者常伴有恶心、呕吐、皮肤潮红、头痛、背痛，反应持续

1~2小时，然后出汗、退烧。发热的高低与输血速度及输入白细胞计数及热源量成正比，有时可在输血后几小时后才反应。

3. 溶血反应：是指输入的红细胞或受血者的红细胞发生异常破坏，而引起的一系列临床症状，为输血中最严重的反应。输入异型血，或血液输注前已发生溶血有关，造成血管内溶血，一般输入 10~15 ml 即可产生症状；症状有头部胀痛、面色潮红、恶心呕吐、心前区压迫感、四肢麻木、剧烈腹痛等反应，继之出现血红蛋白尿、黄疸，常伴有寒战、高热、呼吸困难、血压下降，最后出现肾衰竭症状，严重者可死亡。

4. 大量输血反应：指 24 小时内紧急输血量大于或等于病人的血液总量后产生的输血相关的反应。常见的有肺水肿、出血倾向、枸橼酸钠中毒反应、酸中毒、高钾血症和体温过低等。

5. 细菌污染反应：其反应的程度因细菌的种类、输血量和受血者的抵抗力不同而有差异，严重者可出现中毒性休克、DIC、急性肾衰竭等，死亡率高。

6. 疾病感染：指患者在医疗过程当中被输入了带有病毒或细菌（如艾滋病、各种病毒性肝炎、败血症、疟疾、肺结核、梅毒等传染性病毒或者细菌）的血液或者血制品，而引起的相关疾病感染。

（二）预防措施

1. 健全管理：严格管理血库保养液和输血用具，有效预防致热源，严格执行无菌操作。

2. 完善制度。

3. 广泛宣传教育：使用无过敏的供血者，供血者在采血前 4 小时宜清淡饮食，有过敏史的受血者，输血前根据医嘱给予抗过敏药物。

4. 严格把握输血适应证。

5. 严格操作规程，输血前认真查对。

6. 手术病人及围产期保健门诊病人开展艾滋病抗体检查及丙肝抗体检查。

7. 遵医嘱，输血前正确用药。

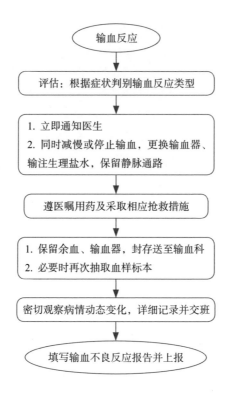

第五节　输液治疗质量管理

　　静脉输液护理实践中，质量管理应落实在静脉输液过程中的每一个环节，其目标是以最小的花费达到最佳的治疗效果，减少静脉输液相关并发症及不良反应的发生，提高患者满意度。

一、输液治疗质量监控

　　1. 医院应健全静脉输液治疗制度，包括：静脉治疗专业人员管理制度、静脉治疗技术管理制度等。

　　2. 有条件的医疗单位建议成立静脉治疗护理小组，有计划地培养静疗专业护理人才，加强护士队伍专科化建设，加速静疗护理专业化发展，提高专科服务水平和能力。

3. 护理部或静脉治疗护理小组应完善静疗操作规范、流程等相应循证台账，结合指南、行业标准及时更新台账。定期组织输液治疗相关理论和技能的培训与考核，及时更新护士的输液新理念、新知识。

4. 护理部或静脉治疗护理小组定期对院内静脉输液治疗规范执行情况、安全输液及效果进行督查与评价，运用科学的、标准的、可监测的质控指标监控静疗质量，促进静疗护理质量持续改进。

二、输液治疗不良事件管理

1. 医院实行非惩罚性静脉输液治疗不良事件报告制度，鼓励临床护士主动及时上报静疗不良事件。

2. 输液治疗常见的不良事件有：输液错误、针刺伤、非计划拔管、导管异位、药物外渗等。

3. 医院有完善的静脉输液治疗不良事件上报制度，定期组织培训；护理人员对静疗不良事件报告制度的知晓率为100%。

4. 发生静疗不良事件后，当班护士应立即报告护士长（组长或高年资护士）和当班医师，立即采取处理措施，必要时邀请会诊给予指导意见，以减少和降低不良后果。

5. 当班护士应主动报告和详细记录输液治疗不良事件的经过、处理措施及效果评价。

6. 造成过失的药品和器材等均应妥善保管，不得擅自涂改、销毁，并保留病人的标本，以备鉴定之用。

7. 针对静疗不良事件的成因，按性质、情节、后果轻重分别组织科室或院内有关人员进行讨论分析，提出整改措施，并做好记录。护士长对整改措施的落实有督查、评价的责任。

8. 护理部或静脉治疗护理小组针对静疗多发事件、重点案例进行根因分析，完善操作标准，改善工作流程，促进质量持续改进。

第五章　输液治疗常见并发症预防及处理

第一节　静　脉　炎

静脉炎是由于物理、化学、感染等因素对血管内膜的刺激而导致血管壁的炎症表现，根据发生原因可分为机械性静脉炎、化学性静脉炎、细菌性静脉炎等。

一、临床表现

穿刺部位及沿静脉通路方向发生红、肿、热、痛，触诊静脉压痛、发硬、呈条索状，严重者局部针眼处可挤出脓性分泌物，可伴有全身发热等症状。按 INS 标准静脉炎可分为五级。

二、发生原因分类

1. 机械性静脉炎：导管材质、型号选择不当；送管动作粗暴；穿刺侧肢体活动过度。

2. 化学性静脉炎：输入高浓度、刺激性强的药物；留置时间太长。

3. 细菌性静脉炎：穿刺点皮肤消毒不彻底；未严格执行无菌操作。

4. 血栓性静脉炎：血管内膜损伤；血液高凝状态；多次置管；封管方法不当。

三、静脉炎的分级

级　别	静脉炎分级临床表现（按 INS 标准）
0 级	没有症状
1 级	穿刺部位发红，伴有或不伴有疼痛

（续表）

级 别	静脉炎分级临床表现（按 INS 标准）
2 级	穿刺部位疼痛，伴有发红和（或）水肿
3 级	穿刺部位疼痛，伴有发红和（或）水肿，条索状物形成，可触摸到条索状的静脉
4 级	穿刺部位疼痛，伴有发红和（或）水肿，条索状物形成，可触及的静脉条索状物，长度 > 2.5 cm，有脓液流出

四、预防措施

1. 输液操作过程严格执行无菌操作原则和手卫生规范，严格执行操作者的穿刺资格认证，提高穿刺技术。

2. 合理选择血管：应避开有炎症、硬结、瘢痕或皮肤病的部位进针；选择弹性好、避开关节部位易固定的血管；一般由远端到近端有计划地使用静脉，尽量避免选择下肢静脉、桡静脉、瘫痪肢体静脉、过于表浅静脉穿刺输液。

3. 合理选择静脉导管：根据静脉粗细、药物性质选择型号合适的导管，送管动作要轻柔、匀速，提高穿刺成功率。

4. 对长期输液者，应有计划地更换留置部位或留置中心静脉导管输液，切忌在同一血管的相同部位反复穿刺。

5. 对血管刺激性较强的药物充分稀释，前后应用生理盐水冲管，以减少静脉炎的发生。

6. 外周静脉短导管留置期间，指导患者不宜过度活动穿刺侧肢体，必要时用固定装置固定导管。

7. PICC 置管中使用无粉手套，操作时最大无菌屏障，穿刺后常做握拳动作，避免局部加压、过度活动。

8. 导管留置期间应正确地冲、封管。

9. 营养不良、免疫力低下的患者应加强营养，增强机体对血管壁创伤的修复能力和对局部炎症的抗炎能力。

10. 静脉穿刺应等消毒液自然待干后方可穿刺，导管维护使用 75% 酒精时应避开穿刺点，以免发生化学性静脉炎。

11. 根据导管说明书、《静脉治疗护理技术操作规范》（WS/T 433-2013）决定导管留置时间。

12. 每天评估，减少不必要的导管留置；紧急情况下置入的导管，应贴上标签，这样可在不需要时拔除该导管并重新置入。

四、处理流程

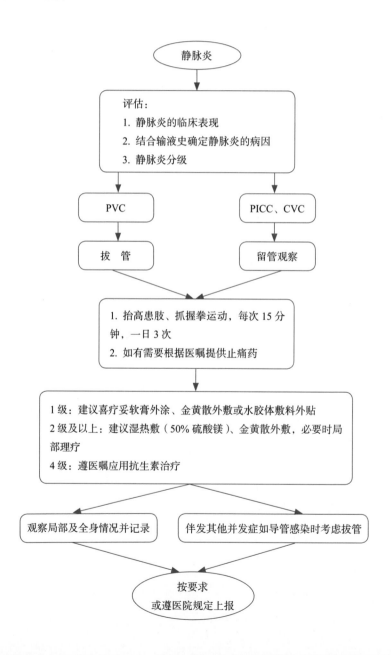

第二节　药物渗出和外渗

静脉输液过程中，非腐蚀性药液进入静脉管腔以外的周围组织为渗出；静脉输液过程中，腐蚀性药液或血液制品进入静脉管腔以外的周围组织为外渗。

一、临床表现

输液滴速减慢或液体不滴，回抽输液管路无回血或回血不畅。局部肿胀，中度或重度疼痛，重者皮肤呈暗紫色、局部变硬，甚至引起组织坏死。

二、渗出分级，任何程度的外渗均为 4 级渗出

级　别	渗出与外渗分级临床表现（按 INS 标准）
0 级	没有症状
1 级	皮肤发白，水肿范围最大直径 < 2.5 cm 皮肤发凉，伴有或不伴有疼痛
2 级	皮肤发白，水肿范围最大直径 2.5 ~ 15 cm 皮肤发凉，伴有或不伴有疼痛
3 级	皮肤发白，水肿范围最小直径 > 15 cm 皮肤发凉，轻到中等程度疼痛，可能有麻木感
4 级	皮肤发白，半透明状，皮肤紧绷，有渗出 皮肤变色，有瘀斑、肿胀，水肿范围最小直径 > 15 cm，呈凹陷性水肿，循环障碍，轻到中等程度疼痛，可为任何容量的血液制品、发泡剂或刺激性液体渗出

三、预防措施

1. 严格执行操作者的穿刺资格认证，提高穿刺成功率。

2. 选择合适的穿刺工具，减少头皮钢针的使用。

3. 血管的选择：应避开关节，有炎症、硬结、瘢痕的部位进针；评估静脉血管的弹性、粗细及位置；有计划地使用静脉，一般由远端到近端。

4. 在每次输液前以及每天，应对外周和中心血管装置的穿刺部位是否发生渗出和外渗的症状和体征进行评估。

5. 妥善固定导管，指导患者避免过度活动穿刺肢体，对于烦躁、感知障碍或认知水平低的患者，适当约束。

6. 输液（血）时加强巡视观察，及时评估穿刺局部皮肤的情况。

7. 做好患者的宣教，穿刺侧肢体避免过度活动。

8. 规范导管维护，正确拔针和按压。

四、处理流程

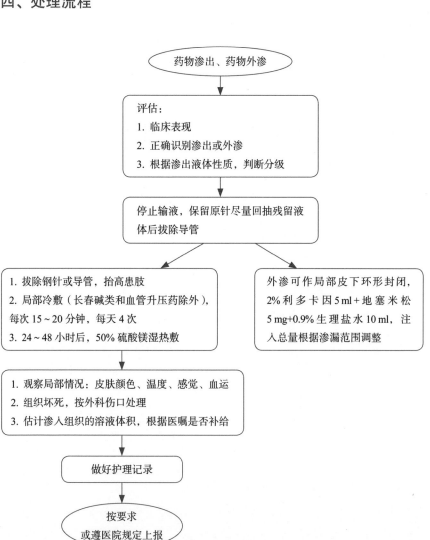

第三节 导管堵塞

导管堵塞是指血管内导管部分或完全堵塞，致使液体或药液的输注受阻或受限。

一、临床表现

输液速度减慢或停止，无法冲管或抽不到回血。

二、分类

1. 导管堵塞从堵塞原因上分为血栓性堵管及非血栓性堵管，非血栓性堵管（药物性堵管）常发生于输液期间，特别是前后两种药物不相容或配伍禁忌的情况下；血栓性堵管常见于头端开口式导管或高凝状态的患者。

2. 导管堵塞从堵塞程度上分为不完全堵管和完全堵管，不完全堵管临床上表现为：冲、封管有阻力感，输液速度减慢或停止，不能顺利抽到回血；完全堵管临床上表现为：无法推动注射器亦不能抽到回血。

三、预防措施

1. 合理选择穿刺静脉，穿刺过程动作轻柔，减少对血管内膜的损伤。

2. 及时正确冲管：掌握正确的脉冲式冲管程序；在输注刺激性或粘附性强的药物前后、从导管抽血后、输注胃肠外营养液期间，均应每 8～12 小时用 0.9% 氯化钠溶液 10 ml 进行脉冲式冲管。冲管时若遇有阻力，切勿加压冲洗，以免将血栓推入血管。

3. 正确封管：评估导管功能和患者的病情，选择合理的封管液进行正压封管。

4. 认真做好患者的健康宣教，及时更换补液，防止血液回流。

5. 随时观察输液速度、早期处理堵塞现象，防止完全堵管。

6. 减少药物的联合输注，注意药物配伍禁忌。

7. 做好治疗间歇期或出院患者导管护理。

8. 导管一旦发生堵塞，评估堵塞的原因，及时给予导管再通术（负压溶栓方法）。

四、导管堵塞再通术（负压溶栓方法）

1. 导管连接医用三通，其中一端口连接空 20 ml 注射器，另一端口连接 5 ml 注射器（溶栓药物如尿激酶 5 000 ~ 10 000 U/ml）。

2. 首先阻断 5 ml 注射器端口方向，开放 20 ml 注射器端口方向，回抽 20 ml 注射器，使导管内形成负压。

3. 其次阻断 20 ml 注射器端口方向，开放 5 ml 注射器端口方向，利用虹吸作用使溶栓药物吸入导管内，让药液保留 15 ~ 30 分钟或遵药物说明书。

4. 然后阻断 5 ml 注射器端口方向，开放 20 ml 注射器端口方向，回抽注射器活塞，将导管中的药物和溶解的血液抽入注射器内弃去，表明溶栓成功，更换注射器，用生理盐水正确冲、封管。

5. 如一次回抽不成功，重复上述 2、3 步骤数次，24 小时后仍不成功，再酌情处理。

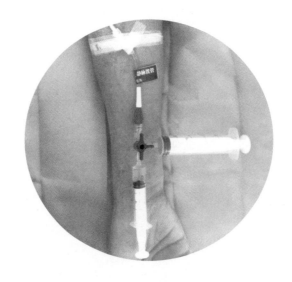

五、处理流程

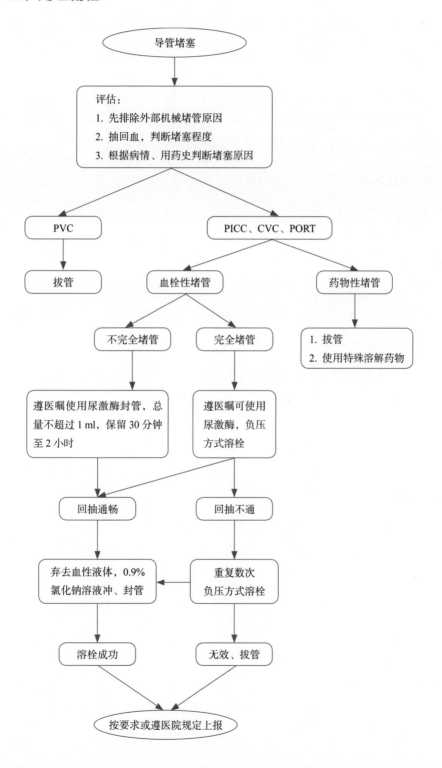

第四节　导管相关性静脉血栓

导管相关性静脉血栓是指导管外壁或导管内壁血凝块的形成，是血管内置管后的常见并发症之一，经彩色多普勒血流成像确诊。

一、临床表现

置管侧肢体疼痛、肿胀、皮温升高、皮肤颜色呈暗红色或青紫色。

二、发生原因

1. 静脉血流滞缓：置管侧肢体受压、制动时间过长。

2. 静脉壁损伤：置管及维护时动作粗暴或患者活动过度，同一静脉有多次置管史，间接或直接损伤血管内膜。

3. 血液高凝状态：患者吸烟、高脂血症、血液病、肿瘤等。

三、预防措施

1. 置管前：根据血管情况选择合适型号的导管，可用超声测量静脉直径，选择导管静脉比率≤45%的导管。PICC置管时尽可能首选贵要静脉，避免在同一静脉重复置管。

2. 置管中：送管动作轻柔，缓慢匀速，勿强行送管，保护血管内膜；建议在B超引导下和（或）使用赛丁格技术穿刺，减少对血管内膜的损伤。

3. 置管后：置管侧肢体避免受压，尽量避免测血压及扎止血带，指导患者置管肢体正常进行日常活动、温和运动以及适当增加饮水，避免置管肢体长期制动。

4. 可疑静脉血栓时可采用彩色多普勒血流成像来诊断，一旦确诊，请血管科等医师会诊处理。

5. 被锁骨或肋骨遮挡的静脉可用注射造影剂进行血管造影来评估是否并发相关静脉血栓。

四、处理流程

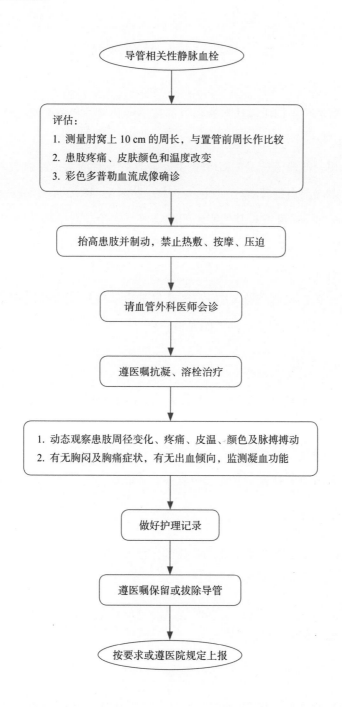

导管相关性静脉血栓

评估：
1. 测量肘窝上 10 cm 的周长，与置管前周长作比较
2. 患肢疼痛、皮肤颜色和温度改变
3. 彩色多普勒血流成像确诊

抬高患肢并制动，禁止热敷、按摩、压迫

请血管外科医师会诊

遵医嘱抗凝、溶栓治疗

1. 动态观察患肢周径变化、疼痛、皮温、颜色及脉搏搏动
2. 有无胸闷及胸痛症状，有无出血倾向，监测凝血功能

做好护理记录

遵医嘱保留或拔除导管

按要求或遵医院规定上报

第五节　导管相关性感染

导管相关性感染 CRI 包括导管出口部位感染和导管相关性血流感染，具有两者之一即可诊断。

1. 导管相关性血流感染 CRBSI：带有血管内导管或者拔除血管内导管 48 小时内的患者出现菌血症或真菌血症，并伴有发热（>38 ℃）、寒战或低血压等感染表现，除血管导管外没有其他明确的感染源。实验室微生物学检查显示：外周静脉血培养细菌或真菌阳性；或者从导管段和外周血培养出相同种类、相同药敏结果的致病菌。

2. 导管相关性局部感染 CRLI：导管局部皮肤或周围组织出现红肿、硬结、流脓，范围在 2 cm 以内，无伴随的血液感染。

一、临床表现

1. 穿刺部位出现红、肿、热、压痛、有硬结和渗出，严重者有脓性分泌物溢出。

2. 导管末端或穿刺点渗出液细菌培养阳性，血培养阴性。

3. 严重者出现全身感染症状同菌血症、败血症。

二、发生原因

1. 操作时污染、未严格遵守无菌技术操作原则。

2. 输液工具或药液被微生物污染。

3. 静脉内导管未按时维护，导管留置时间过长。

4. 患者免疫功能下降。

三、导管相关性血流感染的监测

1. 目标监测人群：带有中心静脉导管 > 48 小时的 ICU 患者和携带中心静脉导管转出 ICU < 48 小时的患者，出现发热、体温≥38 ℃、寒战和（或）低血压。

2. 血培养采集：厌氧菌与需氧菌成对的血培养。

保留导管：外周静脉血 2 份，中心静脉导管血 2 份；

拔除导管：外周静脉血 2 份，中心静脉导管血 2 份，5 cm 长度导管尖端或植入式输液港储液盒内容物。

四、预防措施

1. 置管及维护时，严格执行无菌操作原则和手卫生规范。

2. 置管前应做好穿刺部位皮肤的清洁准备及规范的消毒，PICC 置管遵守最大无菌屏障。

3. 在使用 CVC 时，对成人患者，推荐选择锁骨下静脉。

4. 严格掌握各类导管留置时间，每日评估导管留置的需求性，尽早拔除不必要的导管；在紧急状态留置的导管做好标识，及时更换该导管。

5. 严格掌握各类敷料及输液附加装置的更换时间，按时更换，污染或可疑污染时应及时更换。

6. 选择卫生行政部门规定的皮肤消毒剂（2% 葡萄糖氯己定乙醇溶液，0.5% 碘伏 +75% 酒精）消毒皮肤，消毒方法和范围符合置管要求。

7. 选择合适的静脉置管穿刺点，成人中心静脉置管时，首选锁骨下静脉，尽量避免使用颈静脉和股静脉。

8. 告知患者及家属导管留置期间保持穿刺部位敷料清洁、干燥、完整性，提高个人防护意识及依从性。

9. 提高患者免疫力或营养状况，增强机体抗感染能力。

10. 加强穿刺局部及病情观察，及早发现导管感染早期征象。

五、处理流程

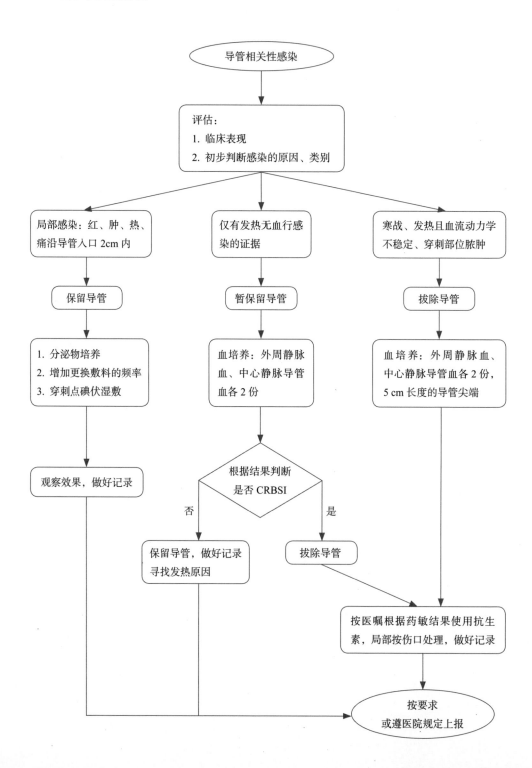

第六节 导管破损或断裂

导管破损或断裂是指静脉导管完整性受损，可分为体外和体内两种，以中心静脉多见。

一、临床表现

1. 导管体内破损可表现为：静脉推注药液时导管皮肤入口处出现液体渗漏，与脉冲推注频次一致，部分病人局部有疼痛感。

2. 导管体内断裂，残端可随血液回流进入人体循环，形成导管栓塞。栓塞的位置取决于断裂残端的长度、重量、材料和柔软度；可导致心律失常、心肌穿孔、心肌梗死、心脏骤停及栓塞部位感染。

3. 导管体外破损表现为：冲管时导管体外部分有液体渗漏，与脉冲推注频次一致。以 PICC 延长管与导管连接处破损多见。

二、发生原因

1. 与导管质量、导入鞘内缘的光滑度等有一定关系。

2. 送管不畅时，导管被置管鞘损伤，维护过程中锐器损伤导管。

3. 修剪导管边缘不整齐，导致与连接器连接不紧密，带管过程中易出现导管脱落。

4. 中心静脉导管使用 10 ml 以下注射器冲管，冲管有阻力时的暴力冲管。

5. 非耐高压导管用于推注造影剂的高压注射。

6. 导管成角固定，长期扭曲打折，易发生破损甚至断裂。

7. 患者带管肢体活动过度。

三、预防及处理

1. 置管前预冲导管，检查导管的完整性。

2. 应垂直修剪导管；置管及维护过程中避免锐器直接接触导管。

3. 严格执行操作规范：固定导管前采用屈肘试验后再粘贴胶带，避免成角固定。

4. 冲、封管时禁止使用 10 ml 以下注射器，推注有阻力时禁止暴力冲管。

5. 非耐高压导管禁止用于 CT 室推注造影剂。

6. 有条件者建议 B 超引导下选择肘上置管。

7. 导管使用时间在规定期限内。

8. 指导病人正确活动，注意活动度及置管侧手臂的负重量。

四、处理流程

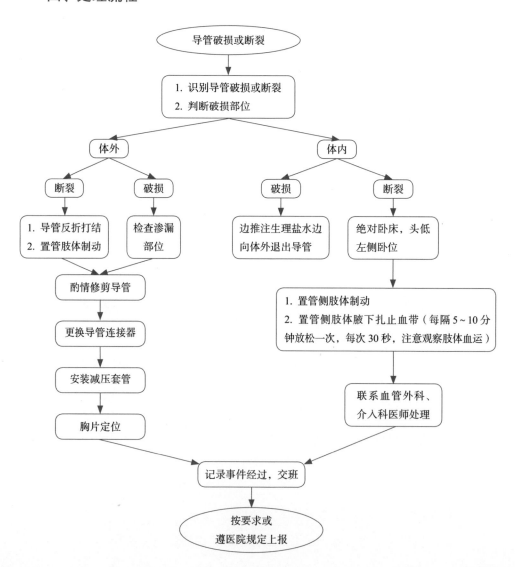

第七节 导管夹闭综合征

导管夹闭综合征是指导管经锁骨下静脉穿刺置管时进入第一肋骨和锁骨之间狭小间隙。受第一肋骨和锁骨挤压而产生狭窄或夹闭而影响输液，严重时可导致导管破损或断裂。

一、发生原因

夹闭综合征见于导管在进入锁骨下静脉前，第一肋骨与锁骨交叉处空间角度过小，以至引起导管阻塞症状。夹闭综合征时导管被邻近骨性结构反复压迫，会逐渐出现裂缝直至完全断裂。

二、临床表现

与患者体位有关的输液不畅，冲管有阻力，抽血困难，输液时需要改变体位，逐渐出现输液部位肿胀、疼痛。放射诊断：X线显示导管1级或2级压迫或导管破裂、横断。

三、严重程度分级

分 级	严重程度	推荐措施
0级	无压迫	无须处理
1级	导管有轻微压迫，但不伴有管腔狭窄	应每隔1~3个月复查胸片，监测有无发展到2级夹闭综合征的表现
2级	导管有压迫，同时伴有管腔狭窄	应考虑拔管
3级	导管破损或断裂	即刻取出导管

四、预防措施及处理

1. 正确选择锁骨下静脉置管的穿刺点位置是预防关键，穿刺点定在右锁骨中外 1/3 交界处，穿刺的方向指向胸骨上窝和环状软骨连线的中点，因该处锁骨和第一肋骨之间的间隙比较宽大，导管进入静脉之前避免经过两个骨性结构坚硬的夹角。

2. 置管侧上肢减少活动和提重。

3. 输液不畅时抬臂或变换体位，避免受压。

4. 置管部位出现胀痛不适，应警惕导管夹闭，及时复查胸片或做造影。

常见特殊药物 pH 和渗透压表

药　名	pH	渗透压（mOsm/L）
氯化钾	5	800
葡萄糖酸钙	4.0 ~ 7.5	/
5% 碳酸氢钠	7.5 ~ 8.5	1190
环丙沙星	3.3 ~ 4.6	285
左旋氧氟沙星	3.8 ~ 5.8	~ 250
多巴胺	2.5 ~ 4.5	277
重酒石酸间羟胺	3 ~ 4	/
氨力农	3.2 ~ 4.0	~ 300
胺碘酮（可达龙）	4.1	/
甲硫酸酚妥拉明	2.5 ~ 5.5	/
氨茶碱	9.6	/
垂体后叶素	3.0 ~ 4.0	/
缩宫素	3.0 ~ 4.0	/
20% 甘露醇	4.5 ~ 5.5	1 100
多西紫杉醇	4 ~ 4.3	515
紫杉醇	2.7 ~ 3.3	/
卡氮芥★	5.6 ~ 6	/
氮芥★	3.0 ~ 5.0	/

（续表）

药　名	pH	渗透压（mOsm/L）
酒石酸长春瑞滨（盖诺）★	3.5	/
盐酸多柔比星★	4.0～5.5	/
盐酸表柔比星★	4.0～5.5	/
盐酸柔红霉素★	4.5～6.5	/
盐酸长春新碱★	4.0～5.5	610
盐酸长春地辛★	3.5～5.5	/
丝裂霉素★	5.5～7.5	/
盐酸吉西他滨	2.7～3.3	/
氟尿嘧啶	8.4～9.2	650
替加氟	9.5～10.5	/
米托蒽醌	3～4.5	～300
卡文	/	750

注意："★"表明为发泡剂类药物

第②部分 实践操作指引

第一章 输液治疗操作评价标准

第一节 无菌药液的配置

项　目	评价标准	分　值
评估 （10分）	1. 环境整洁、宽敞，操作台面平整、清洁、干燥	5
	2. 操作所需物品齐全、适用，在有效期内	5
准备 （15分）	1. 护士：仪表端庄，服装整洁；洗手，戴口罩	5
	2. 环境：整洁，光线充足，操作台平整、清洁、干燥	5
	3. 用物：治疗盘内置注射器（选择与药物剂量相匹配，18 G 以下针头）、砂轮、棉签、安尔碘/75% 酒精，输液瓶签，药液，免洗手消毒液，弯盘	5
流程 （60分）	1. 核对医嘱、输液瓶签，准备药物，核对药名、剂量、浓度	5
	2. 检查药物有效期，药物质量：如瓶口有无松动，瓶身有无裂缝、破损、渗漏，将瓶身倒置，检查药液有无浑浊、沉淀、絮状物及微粒	5
	3. 摆药后经第二人核对无误后粘贴输液瓶签	5
	4. 消毒输液袋/瓶口：用无菌棉签蘸取安尔碘，以瓶塞穿刺点为中心环形消毒，由内向外螺旋涂擦至边缘两遍，自然待干	5
	5. 撕开一次性注射器的外包装，旋紧针头连接注射器，确保针尖斜面朝下，注射器刻度朝上	5
	从安瓿中抽吸药液：	
	（1）将安瓿尖端药液弹至体部，在安瓿颈部划一锯痕（安瓿颈部若有点状标记则不须划痕），安瓿锯痕部位消毒后折断安瓿	10

（续表）

项　目	评价标准	分　值
流程 （60分）	（2）持注射器针头斜面朝下，靠在安瓿颈口，拉动针栓，抽吸药液	10
	从密封瓶中抽吸药液：	
	（1）去除铝盖中心部分或塑料瓶盖，消毒瓶塞	5
	（2）按药物说明书，使用规定的溶媒稀释药物	5
	（3）注射器内抽吸适量溶酶，针尖朝上，将针头垂直刺入胶塞，注入溶酶震荡直至药物溶解完全	10
	6. 将抽吸的药液通过加药口注入输液袋/瓶中，轻轻摇匀	4
	7. 再次检查药液质量并核对，注明配置者、配置时间	5
	8. 终末处理	3
	9. 洗手记录	3
评价 （15分）	1. 严格执行查对制度和无菌技术操作原则	5
	2. 无菌区与非无菌区的观念明确	5
	3. 操作过程规范无污染，药液配制准确	5

第二节　外周静脉穿刺

一、密闭式静脉输液

项　目	评分标准	分　值
评估 （15分）	1. 患者病情、年龄，选用血管及穿刺部位皮肤状况、肢体活动度	5
	2. 查看医嘱，药物对血管的影响程度，了解用药史、过敏史	5
	3. 患者自理能力、合作程度，解释输液过程及配合方法	5
准备 （10分）	1. 护士：仪表端庄，服装整洁；洗手，戴口罩	2

（续表）

项　目	评分标准	分　值
准备 （10分）	2. 患者：排尿，穿刺肢体保暖，取舒适体位	2
	3. 环境：清洁，温度适宜，光线充足	2
	4. 用物：治疗车、液体及药物，治疗盘内置：止血带、棉签、消毒液、一次性输液器、血管钳、输液贴，弯盘、输液卡、输液架、免洗手消毒液、锐器盒（缺一样扣1分）	4
流程 （60分）	1. 双人核对医嘱、输液卡	5
	2. 双人核对药液，粘贴输液瓶签	5
	3. 药瓶（安瓿）处理消毒方法正确，取用注射器、棉签不污染	3
	4. 抽药、加药剂量准确，加药后再次核对	3
	5. 连接输液器方法正确，不污染	3
	6. 携用物至患者床边，核对患者信息，再次解释操作目的	5
	7. 第一次排气至输液管的乳头处，检查有无气泡。用血管钳固定针柄，针尖向上。血管钳挂在输液架上	2
	8. 液面高度适宜，在莫菲氏滴管的 1/2～2/3 处	2
	9. 选择血管方法正确，尊重患者意愿	3
	10. 消毒皮肤范围、方法正确：以穿刺点为中心，顺时针方向消毒一遍（范围≥5 cm×5 cm）	2
	11. 系止血带部位适当：距离穿刺点上方6 cm扎止血带	2
	12. 逆时针方向消毒皮肤一遍（范围≥5 cm×5 cm），自然待干	2
	13. 核对患者，去掉针帽，再次排气至针头处，检查有无气泡	2
	14. 一手固定皮肤，一手持针，15°~30° 角针直刺静脉，见回血降低角度再进针 2～3 mm（退针一次扣3分）	3
	15. 穿刺后及时"三松"（止血带、调节器、拳）	3
	16. 正确固定针头：第一根胶布固定针柄，第二根胶布覆盖针眼，第三根胶布盘曲固定，避开穿刺点及血管走形处皮肤	3

（续表）

项　目	评分标准	分　值
流程 （60分）	17. 合理调节滴速，记录输液卡	3
	18. 向患者交代注意事项	3
	19. 安置患者，整理床单	3
	20. 终末处理，洗手记录	3
评价 （15分）	1. 操作正确，动作轻柔，点滴通畅，正确掌握输液速度	5
	2. 严格执行查对制度及无菌技术操作原则	5
	3. 患者或家属能够知晓护士告知的事项，对服务满意	5

二、外周静脉注射

项　目	评分标准	分　值
评估 （15分）	1. 患者病情、年龄，选用血管及穿刺部位皮肤状况、肢体活动度	5
	2. 查看医嘱，药物对血管的影响程度，了解用药史、过敏史	5
	3. 患者自理能力、合作程度，解释注射过程及配合方法	5
准备 （10分）	1. 护士：仪表端庄，服装整洁；洗手，戴口罩	2
	2. 患者：排尿，穿刺肢体保暖，取舒适体位	2
	3. 环境：清洁，温度适宜，光线充足	2
	4. 用物：治疗车、液体及药物；治疗盘内置：止血带、棉签、消毒液、一次性注射器、头皮针、输液贴、一次性无菌巾，弯盘、小垫枕，免洗手消毒液，锐器盒（缺一样扣1分）	4
流程 （60分）	1. 抽吸药液	
	（1）双人核对医嘱、药液，粘贴注射标签	4
	（2）准备无菌盘，选择并检查注射器、针头	3
	（3）按要求抽吸药液，连接头皮针，排气，放置于无菌盘内	3

（续表）

项　目	评分标准	分　值
流程 （60分）	2. 携带治疗单等用物至患者床边，核对患者信息，再次解释。采用2种方法核对床号、姓名，核对姓名时由患者自己说，护士同时核对腕带上的床号与姓名，无腕带者核对床头牌；无法沟通的患者由护士核对腕带、床头牌或与家属核对	10
	3. 选择静脉，消毒皮肤两遍，直径不小于5 cm，自然待干后进行穿刺	5
	4. 针头斜面向上，与皮肤成15～30°进针，穿刺成功后妥善固定	5
	5. 根据药物性质控制注入速度	10
	6. 操作完毕后再次查对	5
	7. 安置患者，终末处置	5
	8. 洗手记录	5
	9. 观察患者用药后反应，一旦发生异常及时汇报、处理并做好记录	5
评价 （15分）	1. 操作正确，动作轻柔，正确掌握推注速度	5
	2. 严格执行查对制度及无菌技术操作原则	5
	3. 患者或家属能够知晓护士告知的事项，对服务满意	5

第三节　静脉导管留置

一、外周静脉短导管留置

项　目	评分标准	分　值
评估 （15分）	1. 患者病情、年龄，选用血管及穿刺部位皮肤状况、肢体活动度	5
	2. 查看医嘱，药物对血管的影响程度，了解用药史、过敏史	5
	3. 患者自理能力、合作程度，解释置管过程及配合方法	5

（续表）

项　目	评分标准	分　值
准备 （10分）	1. 护士：仪表端庄，服装整洁；洗手，戴口罩，宜戴清洁手套	2
	2. 患者：排尿，取舒适体位，暴露穿刺部位，注意保暖	2
	3. 环境：清洁，温度适宜，光线充足	2
	4. 用物：治疗盘内放置已配置好的药液、棉签、消毒液、一次性输液器、型号合适的留置针、无菌敷贴、止血带，输液卡、弯盘、输液架、免洗手消毒液、锐器盒（缺一样扣1分）	4
流程 （60分）	1. 认真核对医嘱、输液卡、已配置好的药液	3
	2. 携用物至患者床边，两种方式核对患者信息，再次解释操作目的	5
	3. 选择合适的血管：首选前臂粗直、弹性好、血流丰富的血管，避开关节和静脉瓣	3
	4. 排气：正确排气，将头皮针插入留置针肝素帽内排气，确认无气泡	3
	5. 首次消毒：以穿刺点为中心，向外周顺时针方向消毒皮肤，范围≥8 cm×8 cm，自然待干	3
	6. 准备无菌敷贴：敷贴不得大于消毒面积，备好的敷贴应放置在治疗盘内	3
	7. 扎止血带：进针点上方10 cm处扎止血带，松紧度适宜，时间不超过2分钟；患者握拳	3
	8. 再次消毒：以穿刺点为中心，向外周逆时针方向消毒皮肤，范围≥8 cm×8 cm，自然待干	3
	9. 准备留置针：一手固定导管座，一手垂直向上轻轻除去护针帽；左右松动针芯、切忌上下拉动	3
	10. 再次核对患者及药物	3
	11. 穿刺：绷紧皮肤，在消毒范围的1/2～1/3处以15°～30°角直刺静脉，见回血后降低角度至5°～15°再进针0.2 cm，后撤针芯0.2～0.3 cm	3
	12. 送导管：右手持针座及白色针翼，将导管与针芯全部送入血管	3
	13. 判断穿刺成功与否：松开止血带，患者松拳，打开调速器，观察滴速	3

（续表）

项　目	评分标准	分　值
流程 （60分）	14. 撤出针芯：左手固定针座，右手撤出针芯，针芯一旦撤出，不得再次插入	3
	15. 固定：以穿刺点为中心用无菌透明敷贴无张力平整固定，敷贴要将白色隔离塞完全覆盖；延长管 U 型固定；补液结束肝素帽桥式固定，高于导管，尖端且与血管平行	4
	16. 记录：置管日期、时间、操作者，胶带、延长管及记录胶带粘贴避开针眼及血管走形处皮肤	3
	17. 合理调节滴速，妥善固定头皮针	2
	18. 再次核对，洗手，记录	2
	19. 向患者交代注意事项，安置患者	2
	20. 终末处理，必要时记录	3
评价 （15分）	1. 操作正确，动作轻柔，点滴通畅，正确掌握输液速度	5
	2. 严格执行查对制度、无菌技术操作原则	5
	3. 患者或家属能够知晓护士告知的事项，对服务满意	5

二、经外周静脉置入中心静脉导管留置（成人三向瓣膜式 PICC 置管）

（一）传统法 PICC 置管

项　目	评价标准	分　值
评估 （10分）	1. 查看病历，核对医嘱	2
	2. 患者的年龄、病情、治疗方案（疗程、药物特性、用药方式）、生命体征、凝血功能和局部皮肤、静脉情况、穿刺侧肢体功能状况	2
	3. 患者既往病史（乳腺癌根治术后、外伤史、血管外科手术史、放疗史、静脉血栓形成史）、药物过敏史、心理状态	2
	4. 是否需要借助影像技术帮助辨认和选择血管	2
	5. 与患者和（或）家属沟通，告知导管的费用及操作的目的、方法、配合要点，取得理解和合作，医生负责签署知情同意书	2

（续表）

项　目	评价标准	分　值
准备 （10分）	1. 护士：仪表端庄，服装整洁；洗手，戴口罩、手术帽	2
	2. 患者：排尿，清洁穿刺侧肢体皮肤，取仰卧位，暴露穿刺侧上肢及颈胸部，注意保暖	2
	3. 环境：清洁，温度适宜，光线充足，必要时遮挡患者，有条件者在置管室操作	2
	4. 物品：三向瓣膜式 PICC 穿刺套件，PICC 穿刺包（大单 1 个、治疗巾 2 块、洞巾 1 块、手术盘 1 只、棉球 8 个、镊子 2 把、手套 2 副、纸尺 1 条、无菌手术衣 1 件、压脉带 1 根、拉合胶布 2 卡、透明敷贴 1 片、纱布 4 块、剪刀 1 把），治疗盘内置 20 ml 无菌注射器 2 副、弹力绷带、输液接头 1 个、75% 酒精、氯己定碘、棉签、肝素一支、生理盐水 250 ml 1 袋、弯盘、免洗手消毒液、锐器盒 1 个（缺一样扣 1 分）	4
操作 流程 （70分）	1. 确认已签署知情同意书	2
	2. 洗手，戴口罩，查对医嘱	1
	3. 选择静脉：优先选择上臂血管（贵要 / 头静脉 / 正中静脉），首选贵要静脉	2
	4. 摆放体位：充分暴露穿刺部位，手臂与躯干成 90°	1
	5. 测量穿刺点经右胸锁关节向下至第三肋间的距离和术侧上臂臂围（肘窝上 10 cm）	2
	6. 建立无菌区：打开 PICC 穿刺包外层，戴无菌手套，助手抬高患者穿刺侧手臂，患者手臂垫一次性垫单	1
	7. 皮肤消毒：先用 75% 酒精清洁脱脂皮肤三遍，再用氯己定碘消毒皮肤三遍，以穿刺点为中心，直径大于 20 cm（或整臂）消毒。消毒方式：以穿刺点为中心向外周顺时针与逆时针方向交替，机械重力摩擦消毒，直径大于 20 cm（或整臂）消毒，自然待干	2
	8. 打开 PICC 穿刺包内层，患者臂下铺无菌巾，放妥止血带，铺手术大单、洞巾及治疗巾，建立最大无菌屏障	2
	9. 脱手套，洗手	2
	10. 穿无菌手术衣，更换无菌无粉手套	2
	11. 打开 PICC 穿刺套件包：将导管、注射器等无菌物品置入无菌区	2

（续表）

项　目	评价标准	分　值
操作流程（70分）	12. 预冲导管：置管前检查导管的完整性，在 20 ml 注射器中抽足量肝素稀释液，分别预冲导管、连接器、减压套筒、输液接头、穿刺针，润滑亲水性导丝。边冲洗导管边轻轻揉搓导管开口处，观察导管完整性，导管浸泡于肝素稀释液中	2
	13. 助手扎止血带，嘱患者握拳，保证静脉充盈	1
	14. 去掉穿刺针保护套，松动针芯	2
	15. 穿刺：绷紧皮肤，以 15°～30° 实施穿刺，见回血后降低穿刺角度，再进针 0.5～1.5 cm，固定针芯，将套管鞘全部送入静脉	3
	16. 从插管鞘内撤出穿刺针：松开止血带，嘱患者松拳，左手食指、中指按压导管前端静脉止血，拇指固定针柄；右手撤出针芯，放入锐器盒	3
	17. 置入导管：右手将导管缓慢、匀速送入静脉（每次 2～3 cm），送管时轻抬食指，停顿时左手食指压紧导入鞘前端静脉止血；置入导管 15～20 cm 时，嘱患者头转向穿刺侧、低头下颌贴肩；导管进入测量长度后，头恢复原位，继续置入导管至预计深度（如患者配合此步骤，亦可用助手切压法替代）	5
	18. 撤插管鞘：置入导管剩下 10～15 cm 之后，即可退出插管鞘，远离穿刺部位	3
	19. 继续置入导管：缓慢、均匀地将剩余导管置入至所需长度，撕裂插管鞘	2
	20. 抽回血，再次确认穿刺成功	2
	21. 移去导丝：左手固定导管，右手撤出导丝，移去导丝时要轻柔缓慢	3
	22. 清洁导管上血渍	2
	23. 修剪导管长度：保留体外导管 6 cm，无菌剪与导管保持垂直，剪断导管，检视切面，确认无斜面、无毛碴；导管最后 1 cm 务必剪掉，否则导管与减压套筒连接不牢固	3
	24. 正确安装减压套管：将导管连接到连接器翼型部分的金属柄上，注意一定要推进到底，导管不能起褶；沿直线将翼形部分的倒钩和减压套管上的沟槽对齐，锁定两部分，直到听到"咔嗒"一声，行牵拉试验	3

（续表）

项　目	评价标准	分　值
操作流程（70分）	25. 连接输液接头，用注射器抽吸见回血，回血不抽至肝素帽内，生理盐水脉冲式冲管，肝素稀释液正压封管	2
	26. 清理穿刺点：移去洞巾，清洁穿刺点周围皮肤，切忌不要用75%酒精刺激穿刺点	2
	27. 固定导管：将体外导管放置呈"C"或"U"型，粘贴固定装置（思乐扣）时皮肤涂保护剂，将思乐扣箭头朝向穿刺点固定在皮肤上，穿刺点上方放置小纱布，注意不要盖住穿刺点，透明敷贴以穿刺点为中心覆盖全部体外导管，下缘固定到思乐扣，外加绷带加压包扎；桥式固定输液接头，无针接头以无菌纱布包裹，标明置管日期及导管体内外刻度	4
	28. 安置患者，向患者及家属交待置管后注意事项和日常护理要点，整理用物	2
	29. 确定导管位置：X线摄片确定导管尖端位置	2
	30. 洗手；记录：导管的型号、规格，所穿刺的静脉名称、臂围，导管置入的长度，胸片显示导管的尖端位置，穿刺过程是否顺利，患者有无不适主诉等	3
	31. 将导管信息条码粘贴于病历内，置管信息数据录入电脑保存或填写维护本	2
评价（10分）	1. 严格执行无菌技术操作原则，操作程序正确	2
	2. 患者/家属了解PICC置管的目的和注意事项，能主动配合	5
	3. 操作体现人文关怀，注意保暖和减轻疼痛	3

（二）改良赛丁格法（MST）PICC置管

项　目	评价标准	分　值
评估（10分）	1. 查看病历，核对医嘱	2
	2. 患者的年龄、病情、治疗方案（疗程、药物特性、用药方式）、生命体征、凝血功能和局部皮肤、静脉情况、穿刺侧肢体功能状况	2
	3. 患者既往病史（乳腺癌根治术后、外伤史、血管外科手术史、放疗史、静脉血栓形成史）、药物过敏史、心理状态	2

（续表）

项　目	评价标准	分　值
评估 （10分）	4. 评估是否需要借助影像技术帮助辨认和选择血管	2
	5. 与患者／家属沟通，告知导管的费用及操作的目的、方法、配合要点，取得理解和合作，医生负责签署知情同意书	2
准备 （10分）	1. 护士：仪表端庄，服装整洁；洗手，戴口罩、手术帽	2
	2. 患者：排尿，清洁穿刺侧肢体皮肤，取仰卧位，暴露穿刺侧上肢及颈胸部，注意保暖	2
	3. 环境：清洁，温度适宜，光线充足，必要时遮挡患者，有条件者在置管室操作	2
	4. 物品：三向瓣膜式PICC穿刺套件、微插管鞘1个、PICC穿刺包（大单1个、治疗巾2块、洞巾1块、手术盘1只、棉球8个、镊子2把、手套2副、纸尺1条、无菌手术衣1件、压脉带1根、拉合胶布2副、透明敷贴1片、纱布4块、剪刀1把）、治疗盘（20 ml无菌注射器2副、1 ml无菌注射器1副、弹力绷带、输液接头1个、2%利多卡因1支、75%酒精、氯己定碘、棉签、肝素一支、生理盐水250 ml 1袋）、弯盘、免洗手消毒液、锐器盒1个，必要时备9号头皮针1枚（缺一样扣1分）	4
操作流程 （70分）	1. 确认已签署知情同意书	2
	2. 洗手，戴口罩，查对医嘱	1
	3. 选择静脉：优先选择上臂血管（贵要／头静脉／正中静脉），首选贵要静脉	2
	4. 摆放体位：充分暴露穿刺部位，手臂与躯干成90°	1
	5. 测量穿刺点经右胸锁关节向下至第三肋间的距离和术侧上臂臂围（肘窝上10 cm）	2
	6. 建立无菌区：打开PICC穿刺包外层，戴无菌手套，助手抬高患者穿刺侧手臂，患者手臂垫一次性垫单	2
	7. 皮肤消毒：先用75%酒精清洁脱脂皮肤三遍，再用氯己定碘消毒皮肤三遍，以穿刺点为中心，直径大于20 cm（或整臂）消毒。消毒方式：以穿刺点为中心向外周顺时针与逆时针方向交替，机械重力摩擦消毒，直径大于20 cm（或整臂）消毒，自然待干	1
	8. 打开PICC穿刺包内层，患者臂下铺无菌巾，放妥止血带，铺手术大单、洞巾及治疗巾，建立最大无菌屏障	2

（续表）

项　目	评价标准	分　值
操作 流程 （70分）	9. 脱手套，洗手	2
	10. 穿无菌手术衣，更换无菌无粉手套	2
	11. 打开 PICC 穿刺套件包：将导管、注射器等无菌物品置入无菌区	2
	12. 预冲导管：置管前检查导管的完整性，在 20 ml 注射器中抽足量肝素稀释液，分别预冲导管、连接器、减压套筒、输液接头、穿刺针，润滑亲水性导丝。边冲洗导管边轻轻揉搓导管开口处，观察导管完整性，导管浸泡于肝素稀释液中。1 ml 注射器抽取适量 2% 利多卡因	
	13. 扎止血带使静脉充盈，操作者使用 20 G 套管针或 9 号头皮针穿刺所选静脉	2
	14. 见回血，确定穿刺成功，松开止血带	3
	15. 撤出套管针针芯或剪断 9 号头皮针软管，送入导丝，导丝在体外保留置少 10 ~ 15 cm。注意：缓慢递送导丝；遇到阻力需回撤时将导丝、穿刺针同时撤出，防止钢针切割导丝	2
	16. 小心撤出套管针或头皮针，将头皮针放入锐器盒，肝素稀释液纱布擦净导丝上血渍	2
	17. 2% 利多卡因 0.1 ~ 0.2 ml 在穿刺点旁开 0.5 cm 皮肤做局部浸润麻醉，5 ~ 10 秒后右手持刀片沿导丝沿穿刺点前行方向扩皮，扩皮长度约 3 mm	2
	18. 将扩张器从导丝尾端套入，沿导丝方向稍稍用力旋转推送扩张器，轻柔送入静脉，轻稳拧开，缓慢同步退出导丝及扩张器，按压、止血	5
	19. 通过可撕裂鞘送入导管：左手食指按压导管鞘前端静脉，用右手将导管匀速送入静脉（每次 2 ~ 3 cm），送管时轻抬左手食指，停顿时左手食指压紧导管鞘前端静脉；置入导管 15 cm 时，嘱患者头侧向穿刺侧、下颌贴肩；导管进入测量长度后，头恢复原位（如患者配合步骤，亦可用助手切压法替代）	5
	20. 退出可撕裂鞘：按压导入上端静脉，退出可撕裂鞘，使其远离穿刺部位。在退出可撕裂鞘时注意保持导管的位置	2
	21. 动作轻柔，撕裂插管鞘，防止血液外溅	1
	22. 继续置入导管：均匀、缓慢地将剩余导管置入静脉至所需长度	2

（续表）

项　目	评价标准	分　值
操作 流程 （70分）	23. 抽回血，再次确认穿刺成功	2
	24. 移去导丝：左手固定导管，右手撤出导丝，移去导丝时要轻柔缓慢，将导丝放入锐器盒内	3
	25. 修剪导管长度：清洁导管上血渍，保留体外导管6 cm，剪刀与导管保持垂直，剪断导管，检视切面，确认无斜面、无毛碴	2
	26. 正确安装连接器：将减压套筒安装到导管上，将导管连接到连接器的金属柄上，注意一定要推进到底，导管不能起褶；沿直线将翼形部分的倒钩和减压套筒上的沟槽对齐，锁定两部分，直到听到"咔嗒"一声，行牵拉试验	3
	27. 连接输液接头，用注射器抽吸见回血，用20 ml肝素稀释液以脉冲方式冲管、封管	1
	28. 清理穿刺点：移去洞巾，清洁穿刺点周围皮肤，切忌不要用75% 酒精刺激穿刺点	2
	29. 思乐扣固定导管，覆盖无菌敷料，标明置管日期及导管体内外刻度：将体外导管放置呈"C"状弯曲，涂皮肤保护剂，撕除思乐扣背面的胶质，将思乐扣箭头朝向穿刺点粘贴在皮肤上，穿刺点上方放置小纱布，注意不要盖住穿刺点，透明敷贴以穿刺点为中心覆盖全部体外导管，下缘固定到思乐扣，外加绷带加压包扎、再以胶带固定连接器厄路接口（红色部位）	2
	30. 整理用物，安置患者，向患者及家属交待置管后注意事项和日常护理要点	2
	31. 确定导管位置：X线摄片确定导管尖端位置	2
	32. 洗手；记录：导管的型号、规格，所穿刺的静脉名称、臂围，导管置入的长度，胸片显示导管的尖端位置，穿刺过程是否顺利，患者有无不适主诉等。	2
	33. 将导管信息条码粘贴于病历内，置管信息数据录入电脑保存或填写维护本	2
评价 （10分）	1. 严格执行无菌技术操作原则，操作程序正确	2
	2. 患者／家属了解PICC置管的目的和注意事项，能主动配合	5
	3. 操作体现人文关怀，注意保暖和减轻疼痛	3

第四节　静脉留置导管的维护与拔除

一、各类静脉导管的冲管与封管

项　　目	评价标准	分　值
评估 （15分）	1. 观察导管固定情况及外露长度	4
	2. 敷料有无潮湿、污染、松动、更换时间	4
	3. 穿刺点皮肤有无红肿、压痛、硬结、皮温升高、分泌物等	4
	4. 向患者解释导管冲管、封管的目的和配合方法	3
准备 （10分）	1. 护士：仪表端庄，服装整洁；洗手，戴口罩，必要时戴手套	2
	2. 患者：取合适体位，暴露穿刺部位，注意保暖	2
	3. 环境：清洁，温度适宜，光线充足	2
	4. 用物：治疗盘内置 0.9% 生理盐水 20 ml、10 U/ml 肝素稀释液、5 ml 或 20 ml 注射器 2 副、棉签、氯己定碘消毒液、头皮针 2 个（输液接头为肝素帽时备）、弯盘、免洗手消毒液、锐器盒（缺一样扣 1 分）	4
流程 （60分）	1. 核对患者	5
	2. 消毒输液接头：用氯己定碘棉签（棉片）重力摩擦消毒输液接头≥15 秒，自然待干	10
	3. 冲管：中心静脉导管用 10 ml 以上的生理盐水、外周留置针用 5 ml 生理盐水，采用脉冲（推—停—推—停）的方法冲净导管，使生理盐水在导管内形成小漩涡，以防止血液、药液等凝聚在管壁；冲管如果遇到阻力或抽吸无回血，禁忌强行冲洗导管	15
	4. 封管（无针输液接头）：用已抽吸 5～10 ml 肝素稀释液的注射器接无针输液接头脉冲推注，封管液剩 2 ml 时直推至 0.5 ml，如导管有小夹子，尽量靠近穿刺点夹闭导管小夹子，退出注射器	15
	5. 封管（肝素帽）：中心静脉导管用已抽吸 5～10 ml 肝素稀释液，外周留置针用已抽吸 3～5 ml 生理盐水，用头皮针插入肝素帽的中央部位，脉冲推注，封管液剩 2 ml 时保留头皮针头斜面在肝素帽内直推，边推边退出头皮针，保证头皮针头端为出水状态，夹闭导管小夹子	15

（续表）

项　目	评价标准	分　值
评价 （15）	1. 严格执行无菌技术操作原则，操作程序正确	10
	2. 患者及家属理解冲管、封管的目的，能主动配合	5

附表：封管护理步骤

	外周静脉导管	中心静脉导管
封管步骤	SAS	SASH
冲管液及用量	5～10 ml 生理盐水	10 ml 及以上生理盐水（用 20 ml 注射器）
封管液选择	生理盐水	生理盐水或肝素稀释液
肝素液浓度	/	0～100 U/ml 肝素
封管液用量	2 ml	封管液用量 =（导管容积 + 附加装置容积）×2

注：S：生理盐水；A：药液；H：肝素稀释液。

二、输液附加装置的使用和更换

项　目	评价标准	分　值
使用前 （30分）	1. 有使用输液附加装置的必要性	5
	2. 附加装置的产品包装完整，在有效期内	5
	3. 所有附加装置与给药系统匹配，装置头端应为螺旋口设计	5
	4. 输液接头宜使用无针接头	5
	5. 输液接头使用前应使用生理盐水进行预冲，双腔及多腔无针输液接头各管腔均应预冲	10
使用中 （40分）	1. 附加装置连接输液导管时，连接处应选择合适的消毒液（75% 酒精、2% 葡萄糖酸氯己定乙醇溶液、有效碘浓度不低于 0.5% 的碘伏）重力摩擦消毒，自然待干后连接	5
	2. 附加装置与输液导管连接紧密，无脱落、无松动、无误连，液体不发生外漏	5
	3. 输液完毕均应用生理盐水脉冲式冲管，用生理盐水或合适剂量的肝素稀释液正压封管	5

（续表）

项　目	评价标准	分　值
使用中（40分）	**无针输液接头**	
	1. 每次使用前均应选择合适的消毒液重力摩擦消毒接头横切面及外周≥15秒，自然待干后连接	5
	2. 不可使用针头穿刺无针接头、输液导管等输液设备	2
	3. 输液结束后，应以无菌敷料包裹无针输液接头，横切面不可裸露空气中	3
	肝素帽	
	每次使用前均应选择合适的消毒液重力摩擦消毒接头横切面≥15秒，自然待干后将头皮针按无菌操作插入肝素帽内，并妥善固定	5
	医用三通	
	1. 三通使用期间，评估药物相互的配伍禁忌	3
	2. 三方通道皆关闭时，三通的主旋方向应与接头方向呈45°	2
	3. 更换输液器或注射器时，先关闭该侧的通道，避免回血和药液流出	3
	4. 不在使用的三通接口处应用无菌帽封住	
更换（20分）	1. 一般情况下，医用三通、延长管每24小时更换一次，其他输液辅助装置每7天更换一次	5
	2. 无针接头或肝素帽一旦脱落、卸下、发生污染均应更换	3
	3. 肝素帽内有血液残留，或完整性受损时均应更换	2
	4. 机械阀无针接头输注血液制品或胃肠外营养液后应立即更换，非机械阀输液接头输注血液或其他黏滞性液体（如脂肪乳、白蛋白等）残留无法冲净时均应更换	5
	5. 肝素帽用于外周静脉留置时，应随外周留置针一起更换	5
宣教（10分）	1. 患者知晓输液辅助装置的使用目的、注意事项和常规维护更换时间	5
	2. 如有可疑污染能及时告知医护人员	5

三、经外周静脉置入中心静脉导管（PICC）的维护

项 目	评 价 标 准	分 值
评估 （15分）	1. 导管有无损伤、留置时间、外露长度	5
	2. 敷料有无潮湿、污染、松动、更换时间	3
	3. 穿刺点皮肤有无红肿、压痛、硬结、皮温升高、分泌物等。发现穿刺侧肢体肿胀、疼痛等异常情况需测量臂围	5
	4. 向患者解释操作目的和配合方法	2
准备 （10分）	1. 护士：仪表端庄，服装整洁；洗手，戴口罩、圆帽，必要时戴手套	2
	2. 患者：排尿，取舒适体位，暴露穿刺部位，注意保暖；呼吸道感染患者戴口罩	2
	3. 环境：清洁，温度适宜，光线充足	2
	4. 用物：中心静脉换药包一套（无菌手套2副、干棉签、治疗巾、敷贴、氯己定棉棒、酒精棉片、拉合胶带）、输液接头（肝素帽）、20 ml注射器2副、0.9%生理盐水30 ml、10 U/ml肝素稀释液5~10 ml、（头皮针2个）、弯盘、免洗手消毒液、锐器盒（缺一样扣1分）	4
操作 流程 （60分）	1. 核对患者	3
	2. 打开中心静脉换药包外层，取一次性治疗巾铺于患者手臂下，嘱患者头偏向一侧或让患者戴口罩	2
	3. 戴无菌手套，评估导管通畅：酒精棉片包裹输液接头重力摩擦消毒≥15秒，自然待干；将备好的15 ml生理盐水的注射器连接输液接头，抽回血不超过延长管，采用脉冲式方法冲净导管	4
	4. 更换输液接头：用5~10 ml肝素稀释液预冲好输液接头；备好酒精棉片；用无纺纱布包裹原输液接头并取下；酒精棉片包裹导管接口重力摩擦消毒≥15秒，自然待干；接预充好的输液接头，脉冲式冲管，正压封管	5
	5. 去除原敷料：松解胶带；0°角牵拉松动敷料边缘；180°角逆导管置入方向揭去敷料	6
	6. 观察穿刺部位有无红肿、热、痛等症状或其他皮肤反应	3
	7. 脱手套，手消毒	3

（续表）

项　目	评价标准	分　值
操作流程（60分）	8. 干棉签蘸生理盐水清除导管进皮处血痂、上皮细胞纤维	3
	9. 用酒精棉片，避开导管及穿刺点直径 1 cm 范围，去除血迹污渍和胶带痕迹	4
	10. 手消毒	2
	11. 消毒：取出三支氯己定棉棒，以 PICC 穿刺点为中心，向外周顺时针与逆时针方向螺旋式重力摩擦消毒皮肤三遍，直径大于 15 cm，包括导管正反面，直至导管蝶翼部位，自然待干	6
	12. 固定：戴无菌手套，体外导管摆放 C 型或 U 型固定，指导患者进行屈肘试验；检查导管摆放是否妥当，取第一根拉合胶布固定导管蝶翼部位	3
	13. 取出透明敷料以穿刺点为中心无张力粘贴固定外露部位导管，覆盖导管蝶翼部位	2
	14. 取出第二条拉合胶布，交叉固定在导管蝶翼部位，头端固定在敷贴上	2
	15. 取第三条拉合胶布在第二根胶带上横向贴好加强固定，上缘覆盖第一条胶带下缘	2
	16. 脱手套，手消毒	2
	17. 记录：在记录胶带上记录置管时间，内置、外露刻度，换药时间及签名，记录胶带粘贴在敷贴边缘，避开导管走形处皮肤	2
	18. 无针输液接头用无纺纱布包裹	2
	19. 安置患者，交代注意事项	2
	20. 终末处理，洗手，记录；导管维护信息登记	2
评价（15分）	1. 严格执行无菌技术操作原则，操作程序正确	5
	2. 患者感觉安全、舒适，知晓更换的目的并配合	5
	3. 健康教育贯穿始终	5

四、中心静脉导管（CVC）的维护

项　目	评价标准	分　值
评估 （15分）	1. 导管有无破损、留置时间、外露长度	3
	2. 敷料有无潮湿、污染、松动、更换时间	3
	3. 穿刺点皮肤有无红肿、压痛、硬结、皮温升高、分泌物等	3
	4. 深静脉标识是否清晰在位	3
	5. 向患者解释操作目的和配合方法	3
准备 （10分）	1. 护士：仪表端庄，服装整洁；洗手，戴口罩，必要时戴手套	2
	2. 患者：排尿，取合适体位，暴露穿刺部位，注意保暖	2
	3. 环境：清洁，温度适宜，光线充足	2
	4. 用物：治疗盘内置中心静脉换药包一套、输液接头（肝素帽）、20 ml 注射器 2 副、0.9% 生理盐水 20 ml、10 U/ ml 肝素稀释液、头皮针 2 个（输液接头为肝素帽时备）、弯盘、免洗手消毒液、锐器盒（缺一样扣 1 分）	4
操作流程 （60分）	1. 核对患者	3
	2. 打开中心静脉换药包，取出一次性治疗巾铺于患者换药区域下方，嘱患者头偏向一侧	2
	3. 戴无菌手套，评估导管通畅：酒精棉片包裹输液接头重力摩擦消毒≥15 s，自然待干；将备好的 10 ml 生理盐水的注射器连接输液接头，抽回血不超过输液接头，采用脉冲式方法冲净导管；多腔导管按上述方法依次冲净每个管腔	4
	4. 更换输液接头：预冲输液接头，备好酒精棉片；用无纺纱布包裹原输液接头并取下；酒精棉片包裹导管接口重力摩擦消毒≥15s，自然待干；接预充好的输液接头，用 5～10 ml 肝素稀释液脉冲式冲管，剩 2 ml 时直推至 0.5 ml，尽量靠近穿刺点夹闭导管小夹子，退出注射器	5
	5. 除旧的敷料：松解胶带；0° 角牵拉松动敷料边缘；180° 角逆导管方向揭去原敷料	6
	6. 观察穿刺部位有无红肿、热、痛等症状或其他皮肤反应	3
	7. 脱手套，手消毒	2

（续表）

项　目	评价标准	分　值
操作流程（60分）	8. 用干棉签蘸生理盐水清除导管进皮处血痂、上皮细胞纤维等	3
	9. 用酒精棉片，避开导管及穿刺点直径 1 cm 范围，去除血迹污渍和胶带痕迹	4
	10. 手消毒	2
	11. 消毒：取出三支氯己定棉棒，以 CVC 穿刺点为中心，向外周顺时针与逆时针方向螺旋式重力摩擦消毒皮肤三遍，直径大于 15 cm，包括导管正反面，直至导管蝶翼部位，自然待干	6
	12. 固定：戴无菌手套，体外导管摆放 S 型或 C 型，观察患者活动颈部时导管无折叠、弯曲，取第一根拉合胶布固定导管蝶翼部位	3
	13. 取出透明敷料以穿刺点为中心无张力粘贴固定外露部位导管，覆盖导管蝶翼部位	3
	14. 取出第二条拉合胶布，交叉固定在导管蝶翼部位，头端固定在敷贴上	2
	15. 取第三条拉合胶布桥式固定在蝶翼上，上缘覆盖第一条胶布下缘	2
	16. 脱手套，手消毒	2
	17. 记录：在记录胶带上记录置管时间、外露长度、换药时间及签名，记录胶带粘贴敷贴边缘；完善导管标识	2
	18. 无针接头用无纺纱布包裹	2
	19. 安置患者，交代相关注意事项	2
	20. 终末处理，必要时记录	2
评价（15分）	1. 严格执行无菌技术操作原则，操作程序正确	5
	2. 患者感觉安全、舒适，知晓更换的目的并配合	5
	3. 健康教育贯穿始终	5

五、静脉输液港（PORT）的维护（插针、冲封管、拔针、敷料更换）

项　目	评价标准	分　值
评估 （10分）	1. 病情、治疗情况、过敏史（酒精）、心理状态	4
	2. 检查输液港周围皮肤是否完整、清洁；有无破损、感染及溃疡；轻触输液港，判断注射座有无翻转；了解港体植入时间	4
	3. 解释操作目的及配合方法	2
	1. 护士：仪表端庄，服装整洁；洗手，戴口罩	2
	2. 患者：排尿，取合适体位，暴露穿刺部位，注意保暖	2
	3. 环境：清洁，温度适宜，光线充足	2
	4. 用物：型号合适的蝶翼针、中心静脉换药包一套、0.9% 生理盐水、20 ml 注射器 2 副、100 U/ml 肝素稀释液、输液接头、导管标识、免洗手消毒液、弯盘、锐器盒（缺一样扣 1 分）	4
流程 （70分）	1. 核对患者	2
	2. 暴露穿刺部位，注意保暖，嘱患者头偏向一侧	2
	3. 揭除原有敷料，洗手	3
	4. 打开换药包，戴手套，取酒精棉片清洁皮肤；脱手套，手消毒	3
	5. 消毒皮肤：取氯己定棉棒，以注射座为中心，由内往外顺时针与逆时针方向螺旋式重力摩擦消毒皮肤三遍，消毒范围：直径 >15 cm。如为更换敷料，需同时消毒无损伤针翼及延长管	4
	6. 手消毒；投递无菌物品：注射器、输液接头、蝶翼针；戴无菌手套，铺洞巾	3
	7. 注射器抽吸生理盐水，需封管时注射器抽肝素稀释液 3～5 ml 备用。生理盐水预冲蝶翼针和输液接头并连接	4
	8. 左手（非主力手）定位找到输液港注射座，确认注射座边缘，拇指、食指、中指固定注射座	3
	9. 右手将蝶翼针头平稳垂直刺入注射座中心，穿过皮肤和输液港隔膜，直到针头触及隔膜腔底部。穿刺动作轻柔，感觉有阻力不可强行进针，以免针尖与注射座底部推磨，形成倒钩	3
	10. 抽回血、检查回血；用生理盐水 10～20 ml 进行脉冲式冲管；需封管时用肝素稀释液 3～5 ml 进行正压封管并夹管，蝶翼下垫无菌纱布固定针头	3

（续表）

项　目	评价标准	分　值
流程 （70分）	11. 撤洞巾；以穿刺点为中心，透明贴膜无张力固定蝶翼针；无菌胶带妥善固定延长管	3
	12. 脱手套，手消毒；标识注明插针日期、操作者姓名；更换敷料时注明换药日期；完善导管标识	3
	13. 如需静脉用药，酒精棉片机械摩擦消毒输液接头15秒，接输液器	3
	14. 安置患者，健康教育宣教，终末处理	3
	15. 洗手记录，进行导管维护登记	2
	16. 用药期间封管：输液结束后，生理盐水脉冲式冲管，肝素稀释液正压封管、夹管，输液接头无菌纱布包裹并固定	3
	17. 更换蝶翼针或疗程结束后拔针 （1）移去输液管道，生理盐水脉冲式冲管、肝素稀释液正压封管、夹管，手消毒	3
	（2）打开换药包，戴手套，去除污染敷料，检查皮肤，脱手套，手消毒	3
	（3）氯己定棉棒以注射座为中心，由内往外顺时针与逆时针方向螺旋式重力摩擦消毒皮肤三遍，手消毒	3
	（4）戴无菌手套；用左手固定注射座，右手拔出针头，检查针头完整性；用无菌纱布按压穿刺部位5分钟，透明敷料覆盖，固定24小时	3
	（5）安置患者，健康教育宣教，终末处理	3
	（6）洗手、记录	3
评价 （15分）	1. 严格执行无菌技术操作原则，操作程序正确	5
	2. 患者感觉安全、舒适，知晓更换的目的并配合	5
	3. 健康教育贯穿始终	5

六、经外周静脉置入中心静脉导管（PICC）的拔除

项　目	评价标准	分　值
评估 （15分）	1. 核对并确认拔管医嘱	3
	2. 置管的时间及上次维护时间	3
	3. 导管刻度、臂围、患者心理状态	3
	4. 穿刺点皮肤有无红肿、压痛、硬结、皮温升高、分泌物等	3
	5. 解释拔管的目的、方法、配合要点，取得理解合作	3
	1. 护士：仪表端庄，服装整洁；洗手，戴口罩，戴手套	4
	2. 患者：取舒适卧位，暴露穿刺肢体	3
	3. 环境：清洁，温度适宜，光线充足	4
	4. 用物：治疗盘内置中心静脉换药包一套、压脉带、免洗手消毒液	4
流程 （50分）	1. 核对患者，打开中心静脉换药包，取出一次性治疗巾铺于患者换药区域下方，嘱患者头偏向一侧	5
	2. 戴手套，去除胶带和敷贴。脱手套，手消毒，穿刺点消毒，自然待干	5
	3. 洗手，戴手套	5
	4. 靠近穿刺点，纱布包裹捏住导管，缓慢、匀速、每次以1～2 cm的速度向外拔出导管，不可过快、过猛或使用暴力拔管。导管末端撤离肢体前嘱患者屏气，迅速拔除导管	5
	5. 拔除导管后，立即用无菌纱布按压穿刺点5～10分钟进行止血，若无渗血予无菌小纱布及无菌透明敷贴密闭固定24小时	5
	6. 拔管遇阻力感时，应立即停止拔管，指导患者放松或对上臂湿热敷15～20分钟，可给患者热饮或调整患者体位，仍无法拔管，通知医师，请血管科或介入科会诊，切忌强行拔管	5
	7. 拔管过程中，如遇导管断裂，立即在拔管肢体上臂近心端用压脉带绑扎，通知医生，请相关科室处理	5
	8. PICC导管拔出后，检查导管的完整性	5
	9. 脱手套，整理用物，洗手记录	5
	10. 指导：拔管后24小时或穿刺点表皮形成后可去除贴膜	5

（续表）

项　目	评价标准	分　值
评价 （20分）	1. 严格执行无菌技术操作原则，操作程序正确	5
	2. 患者感觉安全、舒适，配合拔管	5
	3. 健康教育贯穿始终	5
	4. 拔管过程中出现异常情况能及时处理	5

第五节　血液标本采集

一、静脉采血技术

项　目	评分标准	分　值
评估 （15分）	1. 患者的病情、血液检查项目、穿刺部位皮肤血管及肢体活动 状况	5
	2. 了解患者是否按要求进行采血前准备，如空腹8小时等	5
	3. 患者心理状态、合作程度，解释操作目的、配合方法	5
准备 （10分）	1. 护士：仪表端庄，服装整洁；洗手，戴口罩	2
	2. 患者：取舒适卧位，暴露穿刺肢体	2
	3. 环境：清洁，温度适宜，光线充足	2
	4. 用物：治疗盘内放置止血带、棉签、消毒液、根据检验类型 选择合适的真空采血管（标签信息完善）、采血针、持针器、 免洗手消毒液、弯盘、锐器盒（缺一样扣1分）	4
流程 （60分）	1. 核对医嘱、确认采血项目	5
	2. 经第二人核对，确认采血管及标签	5
	3. 携用物至床旁，两种方法核对患者信息	5
	4. 选择静脉，穿刺点上方6 cm扎止血带	3

（续表）

项　目	评分标准	分　值
流程（60分）	5. 消毒皮肤：以穿刺点为中心，顺时针及逆时针方向消毒两遍（范围≥5 cm×5 cm）	5
	6. 采血针连接持针器，穿刺，见回血，采血针尾端根据不同标本要求，按顺序接真空采血管，松止血带	5
	7. 依次采足量血标本，根据标本要求轻轻混匀血液，妥善放置	5
	8. 拔针按压穿刺点，分离采血针和持针器	3
	9. 采血后再次核对采血管标签、患者信息	5
	10. 安置患者，交代注意事项	4
	11. 一次只采一人血标本	5
	12. 正确储存标本，及时送检	5
	13. 终末处理，洗手记录	5
评价（15分）	1. 严格执行查对制度及无菌技术操作原则	5
	2. 正确执行操作规程，采血量准确，标本符合检验项目要求	5
	3. 患者或家属能够知晓操作目的并配合	5

二、动脉血气标本采集技术

项　目	评分标准	分　值
评估（15分）	1. 患者生命体征、病情、意识状态、凝血功能	4
	2. 患者吸氧浓度、呼吸机参数的设置及使用情况	4
	3. 患者动脉搏动情况及穿刺部位皮肤有无水肿、结节，肢体活动度	3
	4. 患者的合作程度，解释操作目的、配合方法	4
准备（10分）	1. 护士：仪表端庄，服装整洁；洗手，戴口罩，必要时备护目镜、防护罩	2
	2. 患者：穿刺肢体保暖，取舒适体位	2

（续表）

项 目	评分标准	分 值
准备 （10分）	3. 环境：清洁，温度适宜，光线充足	2
	4. 用物：治疗盘内置专用一次性血气采集针筒、消毒液、棉签、采血条形码（或化验单），必要时备无菌手套、弯盘、免洗手消毒液、锐器盒	4
流程 （60分）	1. 2种方法核对患者信息	2
	2. 选取动脉：桡动脉（首选）、肱动脉、股动脉、足背动脉	5
	3. 以动脉搏动最强点为中心，消毒皮肤两遍，直径＞5 cm，自然待干。同时消毒操作者非主力手拇指、食指、中指前端或戴无菌手套	5
	4. 采血 （1）非主力手食指、中指扪及并固定穿刺动脉 （2）主力手持采血针筒，在动脉搏动最明显处，针头垂直或与皮肤呈一定夹角进针，直到看见回血，固定血气针（进针角度选择：桡动脉进针角度为45°，足背动脉进针角度为15°，股动脉进针角度为90°） （3）穿刺成功后动脉血自动顶入血气针内	3 10 2
	5. 直至采取适量血液，迅速拔针，立即将针尖斜面刺入橡皮塞或专用凝胶针帽隔绝空气（成人1～2 ml，儿童0.5～1 ml）	5
	6. 即刻压迫穿刺部位至少5分钟，直至不出血	5
	7. 将血气针轻轻转动，使血液与抗凝剂充分混匀	5
	8. 再次核对，贴好采血条形码或核对化验单，及时送检，必要时注明体温、吸氧浓度	5
	9. 安置患者，交代注意事项	3
	10. 终末处理	5
	11. 洗手，记录	5
评价 （15分）	1. 操作过程严格执行无菌原则及操作规程	5
	2. 操作过程中未发生血肿等并发症，体现对患者的人文关怀	5
	3. 患者或家属理解操作目的并配合，对服务满意	5

三、血培养标本采集技术

项　目	评价内容及标准	分　值
评估 （15分）	1. 患者的病情、体温、有无感染征象	5
	2. 穿刺部位皮肤、血管及肢体活动状况	5
	3. 与患者及家属解释操作的目的、配合方法及采血后注意事项	5
准备 （10分）	1. 护士：仪表端庄，服装整洁；洗手，戴口罩，特殊感染患者备护目镜或防护面罩	2
	2. 患者：穿刺肢体保暖，取舒适体位	2
	3. 环境：清洁，温度适宜，光线充足	2
	4. 用物：治疗盘内置采血针、持针器、血培养瓶（儿童或成人需氧、厌氧培养瓶）、75%酒精、安尔碘、棉签、压脉带，必要时备无菌手套、弯盘、免洗手消毒液、锐器盒	4
流程 （60分）	1. 携带用物至床旁，核对患者信息	5
	2. 选取合适静脉，通常选肘部静脉。扎压脉带，嘱患者握拳。忌在静滴抗菌药物的静脉处采血	5
	3. 采血应选择发热早期，最好在抗菌药治疗前，以正在发冷发热前半小时为宜或停用抗生素24小时后为宜	5
	4. 以穿刺点为中心，顺时针及逆时针方向消毒两遍（范围≥5 cm×5 cm），自然待干后采血	5
	5. 以75%酒精消毒培养瓶橡皮塞，自然待干后使用	
	6. 采血针连接持针器，穿刺，见回血，采血针尾端根据要求，先接需氧培养瓶，再接其他培养瓶，松止血带	5
	7. 采血量：成人8～10 ml（含40 ml培养基），婴幼儿2～3 ml（含20 ml培养基）	5
	8. 发热原因不明者两次抽血间隔60分钟，或遵医嘱24～48小时后再抽血2次	5
	9. 如用注射器采血，厌氧瓶注入血液时应先排尽注射器内空气	5
	10.采血毕，干棉签按压穿刺点上方片刻	5
	11.贴好采血条形码及时送检（不超过2小时），患者信息条形码粘贴方向与培养瓶条形码平行，切勿覆盖培养瓶条形码；不能及时送检者应室温暂存，勿放冰箱	5
	12. 安置患者	3
	13. 终末处理	4
	14. 洗手、记录	3

（续表）

项　目	评价内容及标准	分　值
评价 （15分）	1. 操作过程严格执行无菌原则	5
	2. 操作过程中体现对患者的人文关怀	5
	3. 患者或家属能知晓护士告知的事项，对服务满意	5

第六节　密闭式静脉输血

项　目	评分标准	分　值
评估 （15分）	1. 患者血型、输血前各项检验结果、输血史及过敏史	5
	2. 了解患者年龄、病情、营养状况、穿刺部位的皮肤、血管及肢体活动情况	5
	3. 心理状态及合作程度，与患者解释目的，告知可能发生输血反应的表现	5
准备 （10分）	1. 护士：仪表端庄，服装整洁；洗手，戴口罩	2
	2. 患者：排尿，穿刺肢体保暖，取舒适体位	2
	3. 环境：清洁，温度适宜，光线充足	2
	4. 用物：治疗盘内置压脉带、棉签、消毒液、输血器一套、血管钳、输液贴、生理盐水及药物、医嘱所需血液制品、医嘱单、病历牌、交叉配血试验报告单、输液巡视卡、弯盘、输液架、免洗手消毒液（缺一样扣1分）	4
流程 （60分）	1. 输血前 （1）双人核对输血医嘱	5
	（2）双人核对血制品	
	① 血液质量、血袋上采血日期和配血条是否完整	2
	② 交叉配血试验报告单与血袋标签核对：血袋条形码（号）、血型、Rh（D）血型、血液类型名称、血量ml（U）、交叉配血结果有无凝集	2
	③ 交叉配血试验报告单与病历核对：床号、姓名、住院号、血型	2
	④ 核对后两人签名于《输血交叉配血试验报告单》	2

（续表）

项　　目	评分标准	分　值
流程（60分）	2. 输血 （1）携用物至患者床边	2
	（2）双人两种方法核对患者身份和血型，患者、交叉配血试验报告单、血袋三方信息一致	5
	（3）确定静脉通路通畅，无静脉通路者需重新建立	2
	（4）输注生理盐水冲洗输血通路	2
	（5）遵医嘱给予输血前药物	2
	（6）将血袋轻轻摇匀，使血液均匀	2
	（7）正确连接血袋	2
	（8）再次双向核对患者身份、血型	5
	（9）输血速度先慢后快，开始15分钟滴速2 ml/min，观察15分钟无不适再根据病情、年龄及血制品成分调节滴速	5
	（10）再次告知患者有关输血的不良反应，有不适时立即通知医护人员	2
	（11）每半小时巡视患者1次，包括局部穿刺情况及有无输血反应	2
	（12）全血、成分血和其他血制品从血库取出后应在30分钟内输注，1 U全血或成分血应在4小时内输完	4
	（13）加压输血及少见的血型变异患者输血时，全程守护	2
	（14）安置患者，再次交代输血注意事项	2
	（15）终末处理，洗手	2
	3. 输血后 （1）输血过程按规范进行输血记录，有异常情况者应详细记录	2
	（2）输完每袋血后将交叉配血试验报告单贴于病历中	2
	（3）输血结束后，及时将血袋携同血袋回收单一起送输血科，保存24小时	2
	4. 出现输血反应时，积极进行处理，协助医生填写输血反应报告上报输血科，在不良事件报告系统中上报，必要时封存血袋备检	5
评价（15分）	1. 严格执行查对制度及无菌技术操作原则	4
	2. 正确执行操作规范，掌握输血速度，在输血过程中无血液浪费现象	4
	3. 发生输血反应，处理及时	4
	4. 患者或家属能够知晓输血注意事项，对服务满意	3

第七节 输液辅助工具的应用

一、输液泵的应用

项　目	评价标准	分　值
评估 （10分）	1. 患者病情、年龄、心理状态、血管及穿刺部位皮肤状况、肢体活动度	3
	2. 查看医嘱，药物对血管的影响程度，了解患者用药史、过敏史	2
	3. 输液泵的性能及电源插座是否吻合	3
	4. 患者自理能力、合作程度，解释药物作用、操作过程及配合方法	2
准备 （10分）	1. 护士：仪表端庄，服装整洁；洗手，戴口罩	2
	2. 患者：排尿，穿刺肢体保暖，取舒适体位	2
	3. 环境：清洁，温度适宜，光线充足，有匹配电源	2
	4. 用物：输液泵，治疗盘内置：输液器、药液、安尔碘棉签、输液巡视卡、弯盘、输液架、免洗手消毒液，必要时备静脉输液用物（压脉带、胶带等）	4
流程 （65分）	1. 携用物至患者床旁，核对患者及医嘱	4
	2. 固定输液泵于输液架上，连接电源，打开电源开关	3
	3. 检查核对药液，排气，检查有无气泡，关闭调节器	5
流程 （65分）	4. 按照输液泵操作指南正确安装输液器，关闭输液泵门	5
	5. 遵医嘱设定输入容量、速度	5
	6. 如无静脉输液通路，则依照静脉输液法重新建立；有静脉通路者消毒输液接头，自然待干，冲管后接输液	5
	7. 再次确认无气泡，再次核对患者及药液，连接静脉通路，打开输液调节器	5
	8. 按启动键"START"，观察运行及通畅情况并再次核对患者及药液	5

（续表）

项　目	评价标准	分　值
流程 （65分）	9. 输注期间加强巡视，若出现报警，针对原因处理后，再按启动键	5
	10. 安置患者，交代注意事项，不可自行调节输液泵	5
	11. 整理用物，洗手，记录输液巡视卡	5
	12. 停用输液泵：核对患者，先按停止键"STOP"，再关闭电源，取出输液器	5
	13. 保留静脉通路者正确冲封管，必要时拔针	3
	14. 安置患者，终末处理；输液泵擦拭充电备用	3
	15. 洗手，记录	2
评价 （15分）	1. 严格执行查对制度、操作规程和无菌技术原则	5
	2. 输注时输液泵出现的报警能得到及时、正确处理，注射处无渗漏发生	5
	3. 患者或家属能够知晓输液泵的使用目的并配合	5

二、微量注射泵的应用

项　目	评分标准	分　值
评估 （15分）	1. 患者病情、年龄、心理状态、血管及穿刺部位皮肤状况、肢体活动度	5
	2. 查看医嘱，药物对血管的影响程度，了解用药史、过敏史	4
	3. 注射泵的性能及电源插座是否匹配	3
	4. 患者自理能力、合作程度，解释药物作用、操作过程及配合方法	3
准备 （10分）	1. 护士：仪表端庄，服装整洁；洗手，戴口罩	2
	2. 患者：排尿，穿刺肢体保暖，取舒适体位	2
	3. 环境：清洁，温度适宜，光线充足，有匹配的电源	2
	4. 用物：微量注射泵，治疗盘内置：延长管、一次性注射器、药液、无菌巾、巡视卡，必要时备静脉输液用物、医用三通（缺一样扣1分）	4

（续表）

项　目	评分标准	分　值
流程 （60分）	1. 核对医嘱，粘贴注射标签，连接抽吸好药液的注射器与延长管，排尽空气，置于无菌盘内	4
	2. 携带用物至患者床边，核对患者，解释取得合作	4
	3. 安全准确地固定注射泵于床栏或输液架上；接通电源，打开注射泵开关，将注射器安装在注射座上，将注射器的凸缘嵌入注射泵凹槽中，注射器刻度线朝外	4
	4. 遵医嘱设定泵入速度等参数	4
	5. 按微量泵"FAST"键，再次排尽空气，检查无气泡后，与患者输液通路连接，必要时重新建立静脉通路，启动微量泵"START"键，观察通畅情况	4
	6. 观察患者生命体征及反应。手消毒，记录输液巡视卡	4
	7. 告知患者输液肢体不要进行剧烈活动，注意观察局部皮肤情况	4
	8. 告知患者及家属不要随便搬动或调节微量注射泵，以保证用药安全	4
	9. 告知患者及家属有不适感觉或者机器报警，及时通知医护人员	4
	10. 输注过程中加强巡视，及时处理报警及更换药液	4
	11. 更换药液时，应先夹闭静脉通道，暂停注射泵，取出注射器，更换完毕后复查无误，再开放静脉通道，启动注射泵	4
	12. 停用注射泵：核对患者，先按"STOP"键，再关闭电源，取出注射器	4
	13. 保留静脉通路者正确冲封管，必要时拔针	4
	14. 安置患者，终末处理，注射泵擦拭充电备用	4
	15. 洗手，记录	4
评价 （15分）	1. 严格执行查对制度、操作规程和无菌技术原则	5
	2. 输注时注射泵出现的报警能得到及时、正确处理，注射处无渗漏发生	5
	3. 患者或家属能够知晓注射泵的使用目的并配合	5

第二章 输液治疗操作流程：附注意事项及图示

第一节 无菌药液的配置

注意事项	流程	图示

1. 配置药液前30分钟停止打扫
2. 有条件者在静脉药物配置中心PIVAS中配置药液

评估：
1. 环境整洁、宽敞，操作台面平整、清洁、干燥
2. 所需物品齐全、适用，在有效期内

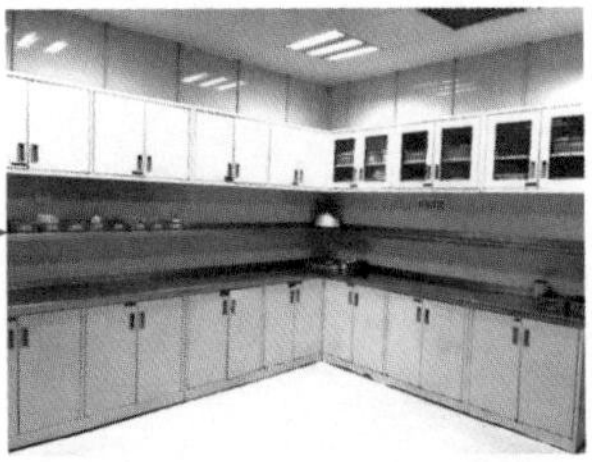

注射器选择与药物剂量相匹配，应选择18 G以下穿刺针头

准备：
1. 护士：洗手、戴口罩
2. 环境：整洁，光线充足，操作台平整、清洁、干燥
3. 用物：治疗盘内置注射器、砂轮、棉签、安尔碘/75%酒精，输液瓶签，药液，免洗洗手液、弯盘

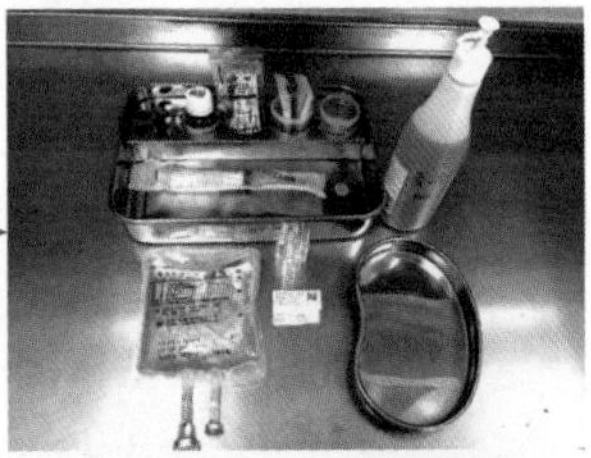

1. 摆药后需经双人核对
2. 注意药物配伍禁忌

摆药、核对：
1. 根据医嘱两人核对液体、药名、剂量、浓度、药物之间有无配伍禁忌
2. 检查液体及药物有效期及质量（如袋/瓶口有无松动，袋/瓶身有无裂缝、破损、渗漏，将软袋/瓶身倒置检查药液有无浑浊、沉淀、絮状物及微粒）
3. 核对无误后粘贴输液瓶签

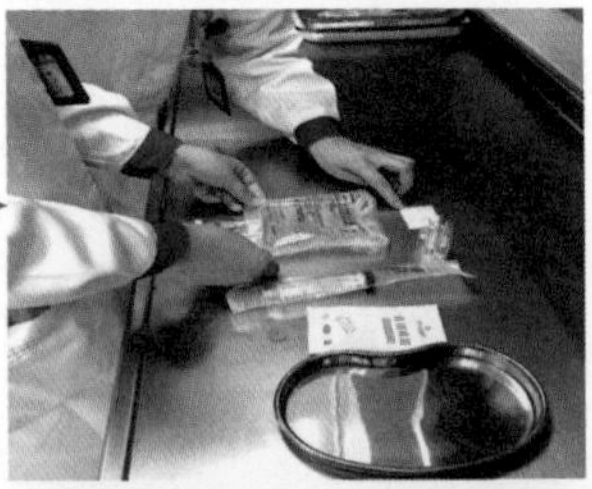

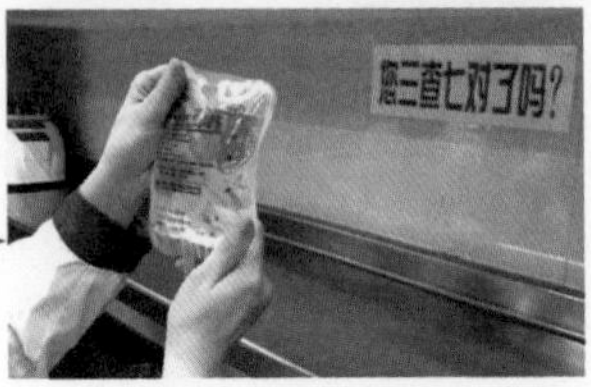

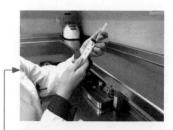

加药：

4. 消毒输液袋/瓶口，用无菌棉签蘸取安尔碘，以瓶塞穿刺点为中心环形消毒，由内向外螺旋涂擦至边缘两遍，自然待干

5. 撕开一次性注射器的外包装，旋紧针头连接注射器，确保针尖斜面朝下、注射器刻度朝上

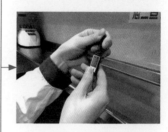

● 从安瓿中抽吸药液：

（1）将安瓿尖端药液弹至体部，在安瓿颈部划一锯痕（安瓿颈部若有点状标记则不须划痕），安瓿锯痕部位消毒后折断安瓿

（2）持注射器针头斜面朝下，靠在安瓿瓶口，拉动针栓，抽吸药液

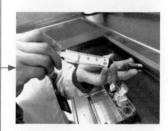

● 从密封瓶中抽吸药液：

（1）去除铝盖中心部分或塑料瓶盖，消毒瓶塞

（2）按药物说明书，使用规定的溶媒稀释药物

（3）注射器内抽吸适量溶媒，针尖朝上，将针头垂直刺入胶塞，注入溶酶震荡直至药物溶解完全

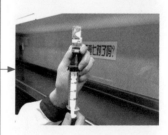

6. 将抽吸的药液通过加药口注入输液袋/瓶中，轻轻摇匀

7. 再次检查药液质量并核对，注明配置者、配置时间

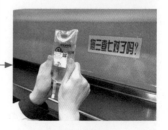

1. 混悬剂摇匀后应立即吸取

2. 药物加入输液袋的顺序：先加入浓度最大的或最易溶解的药物，最后加入有颜色的药物

3. 加入每种药物后均应检查液体颜色，出现沉淀、分层、结晶、异物时不能使用

4. 配置时应避免药物外溢

终末处理：

1. 各类垃圾分类处理

2. 洗手

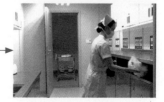

第二节　外周静脉穿刺

密闭式静脉输液

注意事项	流　程	图　示

评估：

1. 患者病情、年龄，选用血管及穿刺部位皮肤状况，肢体活动度

2. 查看医嘱，药物对血管的影响程度，了解用药史、过敏史

3. 患者自理能力、合作程度，解释输液过程及配合方法

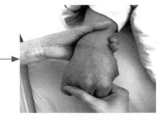

准备：

1. 护士：洗手，戴口罩、帽子

2. 患者：排尿，穿刺肢体保暖

3. 环境：清洁，温度适宜，光线充足

4. 用物：治疗车，治疗盘内置配置好的药液、止血带、棉签、消毒液、一次性输液器、血管钳、输液贴、弯盘、输液卡、输液架、免洗手消毒液、锐器盒

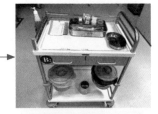

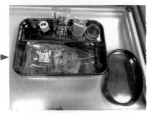

两种方法开放式核对：查看床头卡或腕带信息；开放式地核对："请问您叫什么名字？"

核对：

携用物至床旁，两种方法、开放式核对患者信息

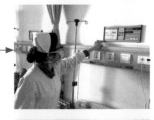

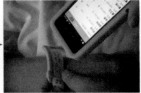

第一次排气：

排至输液管的乳头处，检查有无气泡。用血管钳固定针柄，针尖向上。血管钳挂在输液架上

皮肤消毒：

1. 选择血管，以穿刺点为中心，顺时针方向消毒一遍（范围≥5 cm×5 cm）

2. 距离穿刺点上方6 cm处扎止血带

3. 逆时针方向消毒皮肤一遍（范围≥5 cm×5 cm），待干

备胶布

再次排气：

核对患者，去掉针帽，再次排气至针头处，检查有无气泡

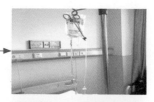
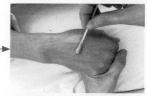
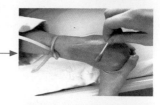

1. 莫菲氏滴管药液液面高度为1/2～2/3

2. 选择粗直、分支少，避开静脉瓣与关节的血管

3. 扎止血带的时间<120秒，松紧适宜

静脉穿刺：

1. 一手固定皮肤，一手持针，15°～30°角穿刺静脉

2. 见回血，降低角度再进针2～3 mm

3. 松止血带，松拳，松调节器

固定：

1. 第一根胶布固定针柄

2. 第二根胶布覆盖针眼

3. 第三根胶盘曲固定，避开穿刺点及血管走行处皮肤

调节滴速：

1. 根据药物性质、患者病情、年龄等调节滴速

2. 再次核对，输液卡上签输液者、输液时间

安置患者：

整理床单元，并再次告知注意事项和药物相关知识

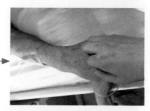
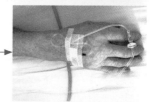
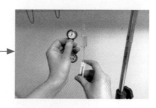
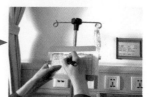

1. 嘱患者不可随意调节输液滴速

2. 调节滴速时手表、液平面、视线三点一线，调节时间大于30秒

3. 穿刺部位有肿胀、疼痛等局部反应或心悸、发热等全身反应，须告知医护人员

终末处理：

1. 各类垃圾分类处理，治疗盘、治疗车擦拭

2. 洗手记录

第三节　静脉导管留置

一、外周静脉短导管留置

| 注意事项 | 流　程 | 图　示 |

注意事项　　**流　程**　　**图　示**

评估：
1. 患者病情、年龄，选用血管及穿刺部位皮肤状况，肢体活动度
2. 查看医嘱，药物对血管的影响程度，了解用药史、过敏史
3. 患者自理能力、合作程度，解释置管过程及配合方法

穿刺部位避免选择手腕内侧面、屈曲位和触诊时有疼痛的部位

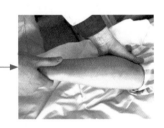

准备：
1. 护士：洗手，戴口罩，宜戴清洁手套
2. 患者：排尿，取舒适体位，暴露穿刺部位，注意保暖
3. 环境：清洁，温度适宜、光线充足
4. 用物：治疗盘内放置已配置好的药液、棉签、消毒液、一次性输液器、型号合适的留置针、无菌敷贴、止血带，胶带、输液卡，弯盘，输液架，免洗手消毒液，锐器盒（缺一样扣1分）

满足治疗的情况下，留置针选择型号最小、管腔最少、导管最细的导管；大多数输液治疗应考虑使用 20～24 G 的导管

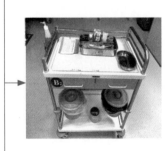

核对：
携用物至床旁，两种方法、开放式核对患者信息

1. 血管首选前臂粗直、弹性好、血流丰富的血管，避开关节和静脉瓣

2. 避免选择手腕内侧血管

3. 扎止血带松紧度适宜，时间不超过2分钟

4. 消毒面积应大于敷贴面积

5. 消毒后皮肤应自然待干，不可用干棉签擦拭等方式辅助干燥

排气：

正确排气，将头皮针插入留置针肝素帽内排气，确认无气泡

皮肤消毒：

1. 选择血管，以穿刺点为中心，顺时针方向消毒皮肤一遍（直径≥8 cm×8cm）

2. 距离穿刺点上方10 cm处扎止血带

3. 逆时针方向消毒皮肤一遍（直径≥8 cm×8 cm），待干

准备无菌敷贴

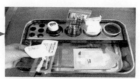
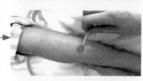
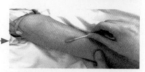

1. 穿刺：绷紧皮肤，在消毒范围的1/2～1/3处以15°～30°进针，见回血后降低角度再进针约2 mm

2. 送管：一手固定针翼，后撤针芯0.2～0.3 mm右手持针座及白色针翼，将导管与针芯一起送入血管

穿刺、送管：

1. 准备导管针：一手固定导管座，一手垂直向上轻轻去护针帽；左右松动针芯、切忌上下拉动

2. 再次核对患者信息

3. 穿刺

4. 送管

5. 判断穿刺成功与否：松开止血带，患者松拳、打开调速器，观察滴速

6. 撤出针芯：左手固定针座，右手撤出针芯，针芯直接丢入锐器盒

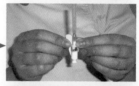
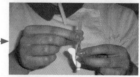
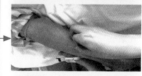
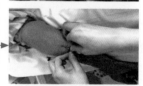

1. 固定时胶带、延长管及记录胶带粘贴避开穿刺点及血管走形处皮肤

2. 补液结束后，肝素帽桥式固定，高于导管尖端且与血管平行

固定、记录：

1. 以穿刺点为中心用无菌透明敷贴无张固定，敷贴要将白色隔离塞完全覆盖；延长管U型固定

2. 记录：置管日期、时间、操作者，记录胶带粘贴在隔离塞尾端

3. 再次核对

安置患者：

整理床单元，告知相关注意事项和药物知识

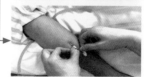
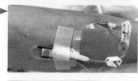

终末处理：

1. 各类垃圾分类处理，治疗盘、治疗车擦拭

2. 洗手记录

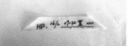

二、经外周静脉置入中心静脉导管留置

（成人三向瓣膜式 PICC 传统法置管）

注意事项	流　程	图　示

评估：

1. 评估全面、解释清晰、沟通态度和蔼
2. 必要时选择影像技术穿刺

评估：

1. 患者的年龄、病情、治疗方案、凝血功能和局部皮肤、静脉情况、穿刺侧肢体功能状况
2. 患者既往病史、药物过敏史，心理状态
3. 告知操作的目的、方法、配合要点，医师签署知情同意书

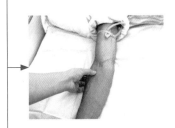

准备：

1. 严格执行手卫生规范
2. 患者置管肢体先清洁
3. 病房置管先紫外线消毒 30 分钟

准备：

1. 护士：洗手，戴口罩、手术帽
2. 患者：取仰卧位，暴露穿刺侧上肢及颈胸部
3. 环境：清洁，温度适宜，光线充足，遮挡患者，有条件者在置管室操作
4. 物品准备：三向瓣膜式 PICC 穿刺套件，PICC 穿刺包，治疗盘内置 20 ml 无菌注射器 2 副、弹力绷带、输液接头、75% 酒精、氯己定碘、棉签、肝素、生理盐水、弯盘，免洗手消毒液，锐器盒 1 个

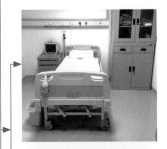

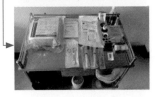

核对：

携用物至床旁，两种方法、开放式核对患者信息

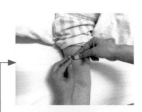

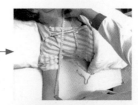

体外测量长度可能不与体内长度完全一致

测量定位：
1. 选择静脉：术侧手臂外展 90°，首选贵要静脉
2. 测量臂围：肘横纹上 10 cm 处（患儿 5 cm 处）
3. 测量导管预置长度：从预穿刺点沿静脉走向至右胸锁关节，然后向下至第三肋间隙
4. 记录测量数值

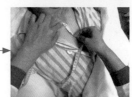

以穿刺点为中心向外周顺时针与逆时针方向交替，机械重力摩擦消毒，直径大于 20 cm（或整臂）消毒

消毒皮肤：
1. 打开 PICC 穿刺包外层，患者术侧手臂下垫一次性垫单
2. 先用 75% 酒精清洁脱脂皮肤三遍，再用氯己定碘消毒皮肤三遍
3. 自然待干

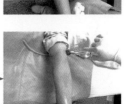

1. 手术衣、无菌手套有污染应及时更换
2. 使用有粉无菌手套时应先用生理盐水冲净

建立最大无菌屏障：
1. 打开 PICC 穿刺包内层
2. 术野：患者臂下铺无菌巾，放妥止血带，铺手术大单、洞巾及治疗巾
3. 术者：脱手套，手消毒，穿无菌手术衣，更换无菌无粉手套
4. 打开穿刺包套件，投递导管、注射器等无菌物品

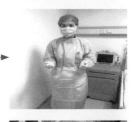

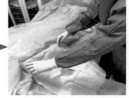

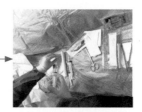

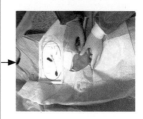

静脉穿刺:

1. 预冲导管、连接器、减压套筒、输液接头、穿刺针,生理盐水浸润 PICC 导管,激活 PICC 尖端瓣膜,观察导管完整性

2. 助手扎止血带,患者握拳

3. 去除穿刺针保护套,松动针芯,穿刺

4. 固定针芯,将插管鞘送入静脉

5. 松止血带,嘱患者松拳

6. 撤针芯

1. 绷紧皮肤,以 15°~30° 角进针,见回血后放低角度再进 0.5~1 cm

2. 右手后撤穿刺针芯时左手拇指固定针柄,示指、中指按压导入管鞘前端静脉止血

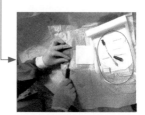

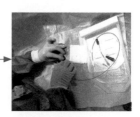

送导管撤导丝:

1. 置入导管 15~20 cm 时,嘱患者头转向穿刺侧,低头下颌贴肩,导管进入测量长度后,头恢复原位,继续置入导管至预计深度

2. 撤出插管鞘,远离穿刺点并撕裂

3. 抽吸回血,见回血,脉冲式冲管

4. 撤出导丝

送导管及撤导丝动作都应缓慢、匀速,遇阻力不可使用暴力,可用生理盐水推注

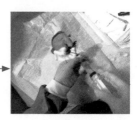

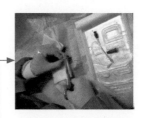

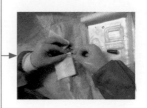

1. 修剪导管时无菌剪应与导管保持垂直，确保切面无斜面、无毛碴，导管最后 1 cm 务必剪掉，否则导管与减压套筒连接不牢固

2. 减压套筒连接导管时，一定要推进到底，导管不能起褶，锁定两部分，听见"咔嗒"声，行牵拉试验

修剪导管、安装附加装置：

1. 清洁导管上血渍

2. 确认置入长度，修剪导管：体外保留 6 cm

3. 安装减压套筒，将导管连接到连接器翼型部分的金属柄上

4. 沿直线将翼型部分的倒钩和减压套筒上的沟槽对齐，锁定两部分

5. 接输液接头，抽回血确认是否通畅，回血不抽至肝素帽内，生理盐水脉冲式冲管，肝素稀释液正压封管

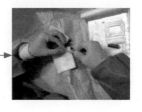

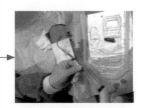

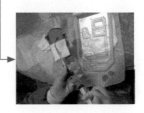

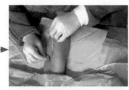

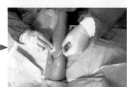

1. 切忌不应用 75% 酒精消毒穿刺点
2. 思乐扣粘贴前皮肤涂保护剂。思乐扣箭头朝向穿刺点固定在皮肤上

→

固定：
1. 撤洞巾，用纱布清洁局部，碘伏消毒后待干
2. 安装思乐扣固定装置
3. 穿刺点上方放置小纱布，透明敷贴固定导管（外露导管呈 C 或 U 型）
4. 桥式固定输液接头，无针接头以无菌纱布包裹
5. 标注导管置管日期、置入长度 / 外露长度并签名

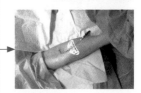

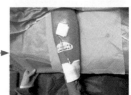

如导管异位，及时复位后再次 X 线摄片确认

→

摄片定位：
1. 胸片导管定位
2. 导管尖端位于上腔静脉与右心房交界处

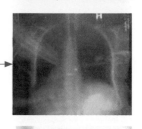

肢体肿胀、穿刺针眼疼痛、渗血及时告知护士

→

终末处理：
1. 安置患者、终末处理，向患者交代注意事项
2. 完善 PICC 置管信息的护理记录

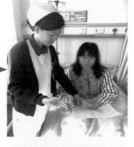

第四节 静脉导管的维护与拔除

一、各类静脉导管的冲管与封管

| 注意事项 | 流 程 | 图 示 |

导管有脱出、敷料有松动等，穿刺点有红肿等感染迹象时，应给予相应处理

评估：
1. 观察导管固定情况及外露长度
2. 敷料有无潮湿、污染、松动、更换时间
3. 穿刺点有无红肿、压痛、硬结、分泌物等
4. 解释操作目的及配合方法

准备：
1. 护士：洗手，戴口罩，必要时戴手套。
2. 患者：取合适体位，暴露穿刺部位，注意保暖
3. 环境：清洁，温度适宜，光线充足
4. 用物：治疗盘内置 0.9% 生理盐水 20 ml、10 U/ml 肝素稀释液、5 ml 或 20 ml 注射器 2 副、棉签、氯己定碘消毒液、头皮针 2 个（输液接头为肝素帽时备），弯盘，免洗手消毒液，锐器盒

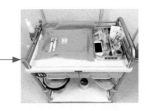

核对：
携用物至床旁，两种方法、开放式核对患者信息

消毒输液接头先横截面后周边螺口

消毒：
用消毒棉签（棉片）重力摩擦输液接头≥15 秒，自然待干

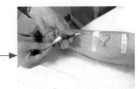

1. 冲管前务必先缓慢回抽，抽吸无回血或冲管如果遇到阻力，禁忌强行冲洗导管
2. 抽吸见导管内血栓应弃去，后用生理盐水冲管
3. 多腔导管应用生理盐水冲洗所有管腔

冲管：
1. 中心静脉导管用抽吸有生理盐水的 10 ml 及以上的注射器
2. 外周留置针可用抽吸有生理盐水的 5 ml 注射器
3. 先缓慢回抽，见回血，立即采用脉冲（推—停—推—停）的方法冲净导管，使生理盐水在导管内形成小漩涡

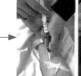

1. 无针输液接头：如导管有小夹子，封管液剩 0.5 ml，靠近穿刺点夹闭导管小夹子，退出注射器
2. 肝素帽：边推边退出头皮针，保证头皮针头端为出水状态，夹闭导管小夹子

封管：
1. 无针输液接头：用已抽吸 5～10 ml 肝素稀释液的注射器接无针输液接头脉冲推注，封管液剩 2 ml 时直推至 0.5 ml，退出注射器
2. 肝素帽：中心静脉导管用已抽吸 5～10 ml 肝素稀释液、外周留置针用已抽吸 3～5 ml 生理盐水，用头皮针插入肝素帽的中央部位脉冲推注；封管液剩 2 ml 时保留头皮针针头斜面在肝素帽内直推，边推边退出头皮针

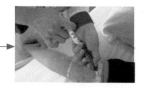

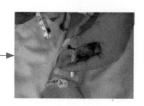

终末处理：
1. 安置患者，做好健康宣教
2. 各类垃圾分类处理
3. 洗手，记录

二、经外周置入中心静脉导管（PICC）维护

| 注意事项 | 流　程 | 图　示 |

评估：

1. 导管有无损伤，留置时间，外露长度

2. 敷料有无潮湿、污染、松动、更换时间

3. 穿刺点皮肤有无红肿、压痛、分泌物等

4. 向患者解释操作目的和配合方法

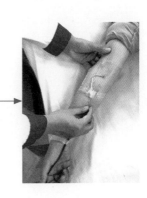

穿刺侧肢体肿胀、疼痛等异常情况需测量臂围（肘上 10 cm

准备：

1. 护士：洗手，戴口罩、圆帽，必要时戴手套

2. 患者：排尿，取舒适体位，暴露穿刺部位，注意保暖

3. 环境：清洁，光线充足，温度适宜

4. 用物：中心静脉换药包一套、输液接头（肝素帽）、20 ml 注射器 2 副、0.9% 生理盐水 30 ml、10 U/ml 肝素稀释液 5～10 ml、头皮针 2 个、弯盘、免洗手消毒液、锐器盒

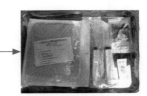

1. 呼吸道感染患者应戴口罩

2. 中心静脉换药包一套（无菌手套 2 副、干棉签、治疗巾、敷贴、氯己定棉棒、酒精棉片、拉合胶带、记录标签）

核对：

携用物至床旁，两种方法、开放式核对患者信息

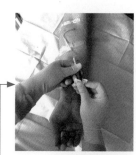

酒精棉片重点消毒输液
接头横截面

评估导管通畅：

1. 戴手套，一次性治疗巾垫于患者手臂下，指导患者头偏向一侧或戴口罩

2. 酒精棉片包裹接头重力摩擦消毒≥15 秒，待干

3. 将备好 15 ml 生理盐水的注射器连接输液接头，抽回血不超过延长管，采用脉冲式方法冲净导管

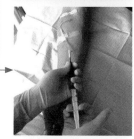

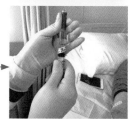

更换输液接头：

1. 用 5～10 ml 肝素稀释液预冲输液接头，备好酒精棉片

2. 用无纺纱布包裹原输液接头并取下

3. 酒精棉片包裹导管接口重力摩擦消毒≥15 秒，待干

4. 接已预充好的输液接头，脉冲式冲管，正压封管

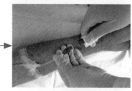

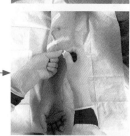

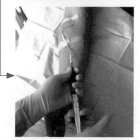

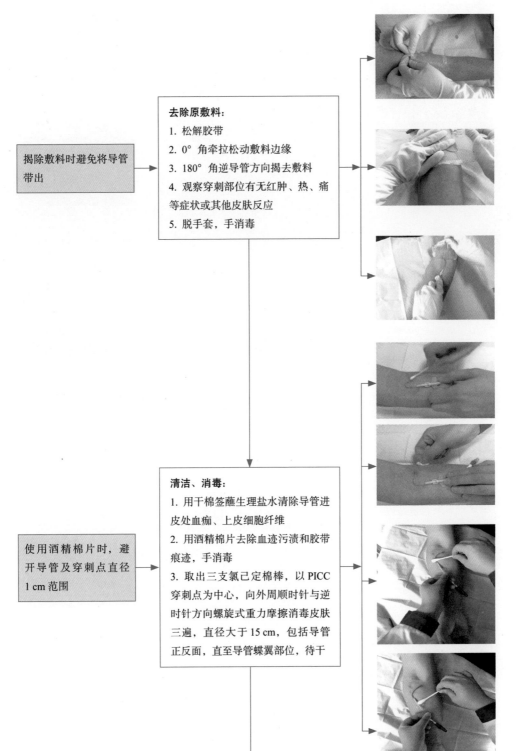

揭除敷料时避免将导管带出

去除原敷料：

1. 松解胶带
2. 0°角牵拉松动敷料边缘
3. 180°角逆导管方向揭去敷料
4. 观察穿刺部位有无红肿、热、痛等症状或其他皮肤反应
5. 脱手套，手消毒

使用酒精棉片时，避开导管及穿刺点直径1 cm范围

清洁、消毒：

1. 用干棉签蘸生理盐水清除导管进皮处血痂、上皮细胞纤维
2. 用酒精棉片去除血迹污渍和胶带痕迹，手消毒
3. 取出三支氯己定棉棒，以PICC穿刺点为中心，向外周顺时针与逆时针方向螺旋式重力摩擦消毒皮肤三遍，直径大于15 cm，包括导管正反面，直至导管蝶翼部位，待干

敷料以穿刺点为中心无张力粘贴：自然落下敷贴，从中心向外轻轻铺展

敷贴固定：
1. 戴无菌手套，体外导管摆放 C 型或 U 型，指导患者进行屈肘试验，检查导管摆放是否妥当，取第一根拉合胶布固定导管蝶翼部位
2. 取出透明敷料以穿刺点为中心无张力粘贴固定外露部位导管，覆盖导管蝶翼部位

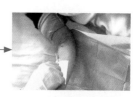
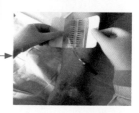

胶带固定：
1. 取出第二条拉合胶布，交叉固定在导管蝶翼部位，头端固定在敷贴上
2. 取第三条拉合胶布在第二根上横向贴好加强固定，上缘覆盖第一条胶带下缘
3. 脱手套，手消毒

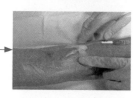
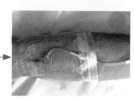

记录胶带粘贴敷贴边缘，避开导管走形处皮肤

记录：
1. 记录胶带上记录置管时间、内置、外露刻度，换药时间及签名，输液接头与敷料更换不同时间时另作注明
2. 输液期间无针接头用无纺纱布包裹

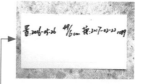
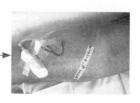

终末处置：
1. 交代注意事项
2. 终末洗手，进行导管维护信息登记

三、静脉输液港（PORT）维护

注意事项	流　程	图　示

评估：

1. 病情、治疗情况、过敏史（酒精）、心理状态

2. 检查输液港周围皮肤是否完整、清洁；有无破损、感染及溃疡；轻触输液港，判断注射座有无翻转；了解港体植入时间

3. 解释操作目的及配合方法

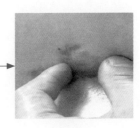

准备：

1. 护士：仪表端庄，服装整洁；洗手，戴口罩

2. 患者：排尿，取合适体位，暴露穿刺部位，注意保暖

3. 环境：清洁，温度适宜，光线充足

4. 用物：型号合适的蝶翼针、中心静脉换药包一套、0.9%生理盐水、20 ml注射器2副、100 U/ml肝素稀释液、输液接头、导管标识、免洗手消毒液、弯盘、锐器盒

中心静脉换药包一套（无菌手套2副、干棉签、洞巾、敷贴、氯己定棉棒、酒精棉片、无菌纱布、拉合胶带、记录标签）

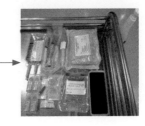

核对：

携用物至床旁，两种方法、开放式核对患者信息

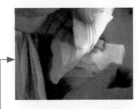

消毒皮肤：

1. 暴露穿刺部位，揭除原敷料、洗手

2. 打开换药包，戴手套，取酒精棉片清洁皮肤；脱手套，手消毒

3. 取氯己定棉棒，以注射座为中心，由内向外顺时针与逆时针方向螺旋式重力摩擦消毒皮肤三遍，消毒范围：直径>15 cm

如仅需更换敷料，需同时消毒无损伤针翼及延长管

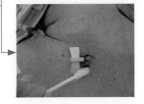

预冲导管:

1. 手消毒,投递无菌物品

2. 注射器抽吸生理盐水,需封管时注射器抽吸肝素稀释液备用

3. 生理盐水预冲蝶翼针和输液接头并连接

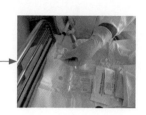

插针:

1. 铺洞巾,左手拇指、食指、中指固定注射座

2. 右手将蝶翼针头平稳垂直刺入注射座中心,穿过皮肤和输液港隔膜,直到针头触及隔膜腔底部

3. 抽回血检查回血;用生理盐水脉冲式冲管;需封管时用肝素稀释液正压封管并夹管,蝶翼下垫无菌纱布固定针头

插针时,穿刺动作轻柔,感觉有阻力不可强行进针,以免针尖与注射座底部推磨,形成倒钩

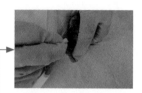

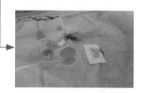

固定:

1. 撤洞巾;以穿刺点为中心,透明贴膜无张力固定蝶翼针

2. 无菌胶带妥善固定延长管

如需静脉用药,酒精棉片机械摩擦消毒输液接头15秒,接输液器

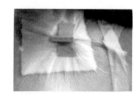

完善标识:

1. 标识注明插针日期、操作者姓名

2. 更换敷料时注明换药日期

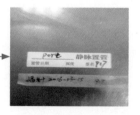

拔针：

1. 移去输液管道，生理盐水脉冲式冲管、肝素稀释液正压封管、夹管，手消毒

2. 打开换药包，戴手套，去除污染敷料，检查皮肤，脱手套，手消毒

3. 氯己定棉棒以注射座为中心，由内往外顺时针与逆时针方向螺旋式重力摩擦消毒皮肤三遍，手消毒

4. 戴无菌手套；用左手固定注射座，右手拔出针头，检查针头完整性；用无菌纱布按压穿刺部位 5 分钟，透明敷料覆盖，固定 24 小时

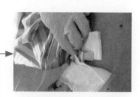
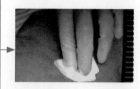
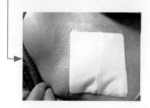

终末处理：

1. 安置患者，做好健康宣教

2. 终末处理

3. 洗手，记录

四、经外周静脉置入中心静脉导管（PICC）拔除

注意事项	流　程	图　示

评估：

1. 置管的时间及上次维护时间
2. 导管刻度、臂围、患者心理状态
3. 穿刺点皮肤有无红肿、压痛、硬结、皮温升高、分泌物等
4. 解释拔管的目的、方法、配合要点，取得理解合作

拔管前确认拔管医嘱

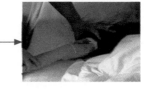

准备：

1. 护士仪表端庄，服装整洁；洗手，戴口罩、手套
2. 患者：取舒适卧位，暴露穿刺肢体
3. 环境：清洁，温度适宜，光线充足
4. 用物：治疗盘内置中心静脉换药包一套、压脉带、免洗手消毒液

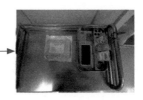

核对：

1. 携用物至床旁，两种方法、开放式核对患者信息
2. 打开中心静脉换药包，取出一次性治疗巾铺于患者拔管区域下方，嘱患者头偏向一侧

揭除原敷料：

1. 戴手套，去除胶带和敷贴
2. 脱手套，手消毒
3. 穿刺点消毒，自然待干

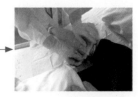

1. 拔管过程不可过快、过猛或使用暴力拔管
2. 拔管遇阻力感时，应立即停止拔管，指导患者放松或对上臂湿热敷15～20分钟，可给患者热饮或调整患者体位，仍无法拔管，通知医师，请血管科或介入科会诊，切忌强行拔管
3. 拔管过程中，如遇导管断裂，立即在拔管肢体上臂近心端用压脉带绑扎，通知医生，请相关科室处理

拔管：
1. 洗手，戴手套
2. 靠近穿刺点，纱布包裹捏住导管，缓慢、匀速每次以1～2 cm的速度向外拔出导管
3. 导管末端撤离肢体前嘱患者屏气，迅速拔除导管

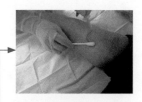

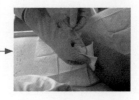

封闭穿刺点：
1. 拔除导管后，立即用无菌纱布按压穿刺点5～10分钟进行止血，若无渗血予无菌小纱布及无菌透明敷贴密闭固定24小时
2. 检查导管完整性

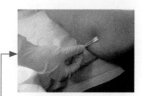

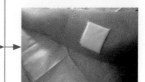

终末处理：
1. 安置患者，做好健康宣教
2. 各类垃圾分类处理
3. 洗手，记录

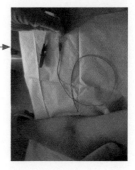

第五节　血液标本采集

一、静脉采血技术

| 注意事项 | 流　程 | 图　示 |

评估：

1. 患者的病情、血液检查项目、穿刺部位皮肤血管及肢体活动状况

2. 了解患者是否按要求进行采血前准备，如空腹 8 小时等

3. 患者心理状态、合作程度，解释操作目的、配合方法

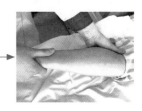

准备：

1. 护士：仪表端庄，服装整洁；洗手，戴口罩

2. 患者：取舒适卧位，暴露穿刺肢体

3. 环境：清洁，温度适宜，光线充足

4. 用物：治疗盘内放置止血带、棉签、消毒液、真空采血管、采血针、持针器、免洗手消毒液、弯盘、锐器盒

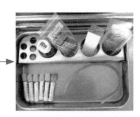

注意事项：

1. 根据检验项目选择正确的真空采血管，标签信息完善，经第二人核对

2. 条形码标签粘贴不可完全覆盖采血管观察窗

核对：

1. 核对医嘱、确认采血项目

2. 携用物至床旁，两种方法、开放式核对患者信息

穿刺：

1. 选择静脉，穿刺点上方 6 cm 处扎止血带

2. 消毒皮肤：以穿刺点为中心，顺时针及逆时针方向消毒两遍（范围 ≥ 5 cm × 5 cm）

3. 采血针连接持针器，穿刺，见回血，采血针尾端根据不同标本要求，按顺序接真空采血管，松止血带

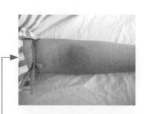

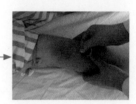

抽取标本：

1. 依次采足量血标本，根据标本要求轻轻混匀血液，妥善放置

2. 拔针按压穿刺点，分离采血针和持针器

3. 采血后再次核对采血管标签、患者信息

1. 一次只采一人血标本

2. 正确储存标本，及时送检

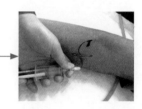

终末处理：

1. 安置患者，交代注意事项

2. 终末处理，洗手记录

二、动脉血气标本采集技术

注意事项	流　程	图　示

评估：

1. 患者生命体征、病情、意识状态、凝血功能

2. 患者吸氧浓度、呼吸机参数的设置及使用情况

3. 患者动脉搏动情况及穿刺部位皮肤有无水肿、结节、肢体活动度

4. 患者的合作程度，解释操作目的、配合方法

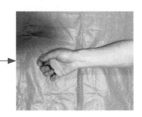

准备：

1. 护士：仪表端庄，服装整洁；洗手，戴口罩

2. 患者：穿刺肢体保暖，取舒适体位

3. 环境：清洁，温度适宜，光线充足

4. 用物：治疗盘内置专用一次性血气采集针筒、消毒液、棉签、采血条形码（或化验单），必要时备无菌手套、弯盘、免洗手消毒液、锐器盒

必要时备护目镜、防护罩

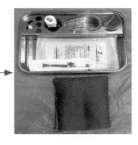

核对：

携用物至床旁，两种方法、开放式核对患者信息

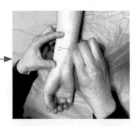

选取动脉：

1. 选取动脉：桡动脉（首选）、肱动脉、股动脉、足背动脉

2. 以动脉搏动最强点为中心，消毒皮肤两遍，直径 > 5 cm，自然待干

3. 消毒操作者非主力手拇指、食指、中指前端待干或戴无菌手套

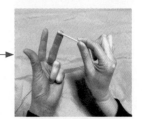

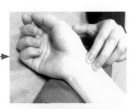

进针角度选择：桡动脉进针角度为45°，足背动脉进针角度为15°，股动脉进针角度为90°

采血：
1. 非主力手食指、中指扣及并固定穿刺动脉
2. 主力手持采血针筒，在动脉搏动最明显处，针头垂直或与皮肤呈一定夹角进针，直到看见回血，固定血气针
3. 穿刺成功后动脉血自动顶入血气针内

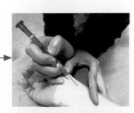

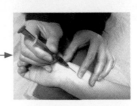

1. 采血量：成人1~2 ml，儿童0.5~1 ml
2. 送检必要时注明体温、吸氧浓度或呼吸机参数等

拔针、送检：
1. 直至采取适量血液，迅速拔针，立即将针尖斜面刺入橡皮塞或专用凝胶针帽隔绝空气
2. 即刻压迫穿刺部位至少5分钟，直至不出血
3. 将血气针轻轻转动，使血液与抗凝剂充分混匀
4. 再次核对，贴好采血条形码或核对化验单，及时送检

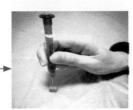

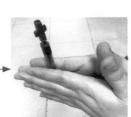

终末处理：
1. 安置患者，交代注意事项
2. 终末处理
3. 洗手，必要时记录吸氧浓度、呼吸机参数等

三、血培养标本采集技术

| 注意事项 | 流　程 | 图　示 |

1. 采血应选择发热早期，最好在抗菌药治疗前，以正在发冷发热前半小时为宜或停用抗生素 24 小时后为宜
2. 忌在静滴抗菌药物的静脉处采血

评估：
1. 患者的病情、体温、有无感染征象
2. 穿刺部位皮肤、血管及肢体活动状况
3. 与患者及家属解释操作的目的、配合方法及采血后注意事项

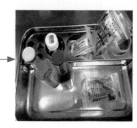

1. 特殊感染患者备护目镜或防护面罩
2. 血培养瓶：儿童或成人需氧、厌氧培养瓶

准备：
1. 护士：仪表端庄，服装整洁，洗手，戴口罩
2. 患者：穿刺肢体保暖，取舒适体位
3. 环境：清洁，温度适宜，光线充足
4. 用物：治疗盘内置采血针、持针器、血培养瓶、75% 酒精、安尔碘、棉签、压脉带，必要时备无菌手套、弯盘、免洗手消毒液、锐器盒

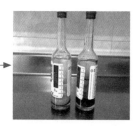

核对：
携用物至床旁，两种方法、开放式核对患者信息

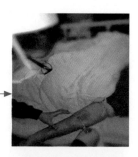

一般选择肘部静脉

消毒：
1. 选择合适静脉，扎压脉带，嘱患者握拳
2. 以穿刺点为中心，顺时针及逆时针方向消毒两遍（范围≥ 5 cm×5 cm），自然待干后采血
3. 以 75% 酒精消毒培养瓶橡皮塞，自然待干后使用

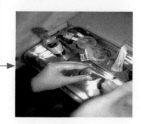

1. 采血量:成人8~10ml（含40 ml培养基），婴幼儿2~3 ml（含20 ml培养基）

2. 发热原因不明者两次抽血间隔60分钟，或遵医嘱24~48小时后再抽血2次

3. 如用注射器采血，厌氧瓶注入血液时应先排尽注射器内空气

→

穿刺:

1. 采血针连接持针器，穿刺，见回血，采血针尾端根据要求，先接需氧培养瓶，再接其他培养瓶，松止血带

2. 采血毕，干棉签按压穿刺点上方片刻

3. 贴好采血条形码及时送检（不超过2小时），患者信息条形码粘贴方向与培养瓶条形码平行，切勿覆盖培养瓶条形码；不能及时送检者应室温暂存，勿放冰箱

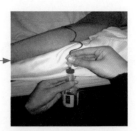

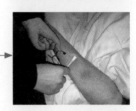

↓

安置患者，终末处理 →

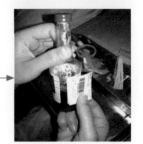

第六节　输液辅助工具的应用

一、输液泵的应用

| 注意事项 | 流　程 | 图　示 |

评估:

1. 患者病情、年龄、心理状态,血管及穿刺部位皮肤状况,肢体活动度

2. 查看医嘱,了解用药史、过敏史

3. 输液泵的性能及电源插座是否匹配

4. 患者自理能力、合作程度,解释药物作用、操作过程及配合方法

重点评估药物对血管的影响程度,必要时中心静脉给药

准备:

1. 护士:仪表端庄,服装整洁,洗手,戴口罩

2. 患者:排尿,穿刺肢体保暖,取舒适体位

3. 环境:清洁,温度适宜,光线充足,有匹配电源

4. 用物:输液泵,治疗盘内置:输液器、药液、安尔碘棉签、输液巡视卡、弯盘、输液架、免洗手消毒液,必要时备静脉输液用物(压脉带、胶带等)

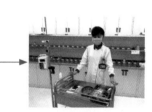

核对:

携用物至床旁,两种方法、开放式核对患者信息

安装:

1. 固定输液泵于输液架上,连接电源,打开电源开关

2. 检查核对药液,排气,检查有无气泡,关闭调节器

3. 按照输液泵操作指南正确安装输液器,关闭输液泵门

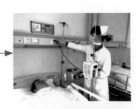

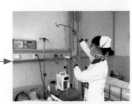

1. 如无静脉输液通路,则依照静脉输液法重新建立;有静脉通路者消毒输液接头,自然待干,冲管后接输液

2. 输注期间加强巡视,若出现报警,针对原因处理后,再按启动键

使用:

1. 遵医嘱设定输入容量、速度

2. 再次确认无气泡,再次核对患者及药液,连接静脉通路,打开输液调节器

3. 按启动键"START",观察运行及通畅情况并再次核对患者及药液

4. 输注期间加强巡视,若出现报警,针对原因处理

5. 安置患者,交代注意事项

6. 洗手,记录输液巡视卡

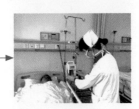

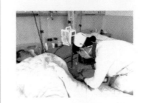

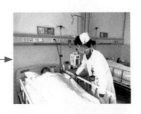

停用:

1. 核对患者,先按停止键"STOP",关闭调节器,再关闭电源,取出输液器

2. 保留静脉通路者正确冲封管,必要时拔针

3. 终末处理,洗手,记录

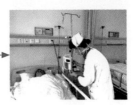

终末处理:

1. 输液擦拭充电备用

2. 终末处理,洗手,记录

二、微量注射泵的应用

注意事项   流 程   图 示

评估：
1. 患者病情、年龄、心理状态，血管及穿刺部位皮肤情况，肢体活动度
2. 查看医嘱，了解用药史，过敏史
3. 注射泵的性能
4. 患者自理能力、合作程度，解释药物作用、操作过程及配合方法

重点评估药物对血管的影响程度，必要时中心静脉给药

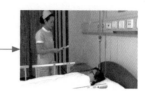

准备：
1. 护士：仪表端庄，服装整洁；洗手，戴口罩
2. 患者：排尿，穿刺肢体保暖，取舒适体位
3. 环境：清洁，温度适宜，光线充足
4. 用物：微量注射泵，治疗盘内置延长管、一次性注射器、药液、无菌巾，巡视卡，必要时备医用三通

1. 注射泵电源与病房电源插座匹配
2. 无输液通路备静脉输液用物

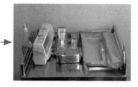

核对：
1. 核对医嘱，粘贴标签，正确连接，排气，置于无菌盘内
2. 携用物至床旁，两种方法、开放式核对患者信息

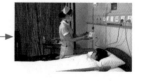

1. 注射器安装时将其凸缘嵌入注射泵凹槽，刻度线朝外，标签粘贴于刻度下方，与刻度位于同一平面

2. 告知输液肢体不能剧烈活动，不得随意搬动调节注射泵，如有不适或报警及时处理

安装注射：
1. 安全固定注射泵，通电源，打开开关，正确安装注射器
2. 遵医嘱设定流速等参数
3. 按微量泵"FAST"键，再次排气，检查无气泡后，连接输液通路
4. 再次确认，启动注射泵"START"键
5. 观察通畅情况及患者生命体征
6. 宣教，手消毒，记录巡视卡

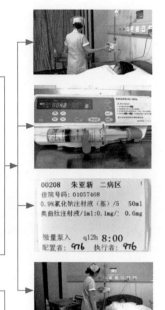

00208 朱亚新 二病区
住院号码：01057468
0.9%氯化钠注射液（基）/5 50ml
奥曲肽注射液/1ml:0.1mg/: 0.6mg

微量泵入 q12h 8:00
配置者：976 执行者：976

更换：
先夹闭静脉通路，暂停注射泵，取出注射器，更换完毕复查无误，开放通路，启动

保留静脉通路者正确冲封管，必要时拔针

停泵：
核对患者，先按"STOP"键，再关闭电源，取出注射器，确冲封管

终末处理：
1. 患者，终末处理，注射泵擦拭充电备用
2. 洗手记录

参考文献

［1］ 中华人民共和国卫生和计划生育委员会 . 静脉治疗护理技术操作规范 . WS/T 433-2013.

［2］ 美国静脉输液护理学会 . 输液治疗护理实践标准：2011ed.

［3］ 王建荣 . 输液治疗护理实践指南与实施细则 . 北京：人民军医出版社，2009.

［4］ 王海芳，孟华，杨益群 . 苏州市静脉治疗护理临床实践指南，2015.

［5］ 罗艳丽，李俊英，刁永书 . 静脉输液治疗手册（第 2 版）. 北京：科学出版社，2015.

［6］ 霍孝蓉，张淑芬，李姝，等 . 实用临床护理操作规程 . 南京：东南大学电子音像出版社，2004.

［7］ 美国静脉输液护理学会 . 输液治疗实践标准：2016ed.

［8］ 李国宏 . 60 项护理技术操作流程 . 南京：东南大学出版社，2015.

［9］ 唐维新 . 实用临床护理 "三基" 理论篇 . 南京：东南大学出版社，2004.

［10］ 钟华荪 . 静脉输液治疗护理学 . 北京：人民军医出版社，2014.

［11］ 吴丹 . 静脉治疗技术操作规范与管理 . 合肥：中国科学技术大学出版社，2015.

［12］ 高海春 . 安全输液 . 北京：化学工业出版社，2014.

［13］ Allegaert K.Neonates need tailored durg formulations World J Clin Pediatr, 2013, 2(1):1-5.

［14］ 中华人民共和国卫生部 . 医院隔离技术规范 .2009.

［15］ 闻曲，刘义兰，喻姣花 . 新编肿瘤护理学 . 北京：人民军医出版社，2011.